CON
BOOK.

Dr. med. Mark Weinert sorgt als klinisch angestellter Narkosearzt dafür, dass die Menschen nicht mehr sprechen, und als Kommunikations- und Simulationstrainer dafür, dass die Menschen besser miteinander sprechen. Er engagiert sich für Patientensicherheit, und seine Leidenschaft gilt dem Reisen und den Menschen, die er dabei trifft. Mit seiner Familie zog er für zwei Jahre nach Wellington, Neuseeland. Heute lebt und arbeitet Mark Weinert in München. Er ist zu finden unter www.drweinert.com.

MARK WEINERT

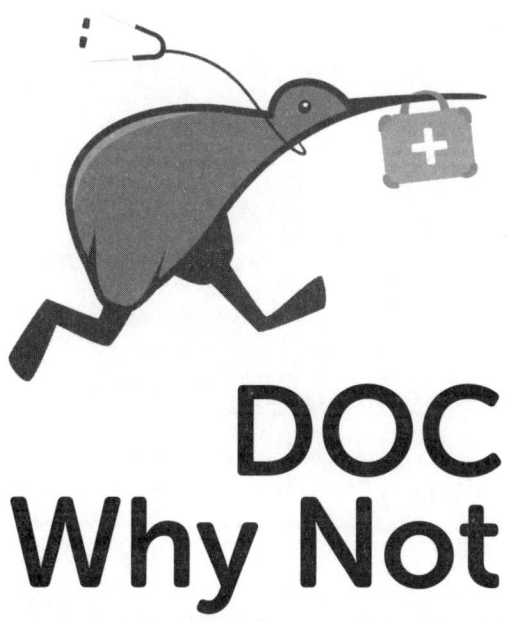

DOC
Why Not

Der Arzt, dem die
Kiwis vertrauen

Für Zoe und Yannick und Margit,
mit besonderem Dank an Judith

MIX
Papier aus verantwor-
tungsvollen Quellen
FSC® C014496

1. Auflage

© Conbook Medien GmbH, Neuss 2019

Alle Rechte vorbehalten.

www.conbook-verlag.de

Dieses Werk wurde vermittelt durch die Literaturagentur Kai
Gathemann.
Textredaktion: Kanut Kirches, Köln
Einbandgestaltung: FAVORITBUERO, München
Satz: Röser MEDIA, Karlsruhe
Druck und Verarbeitung: GGP Media GmbH, Pößneck

Printed in Germany

ISBN 978-3-95889-316-0

Folgen Sie uns!

*Wir informieren Sie gerne und regelmäßig über
Neuigkeiten aus der Welt des CONBOOK Verlags.
Folgen Sie uns für News, Stories und Informatio-
nen zu unseren Büchern, Themen und Autoren.*

 www.conbook-verlag.de/newsletter

 www.facebook.com/conbook

 www.instagram.com/conbook_verlag

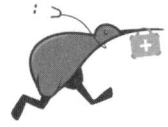

VORBEMERKUNG

»Wir hätten eine Stelle für Sie in Wellington, wissen Sie, wo das ist?«

»In Neuseeland, am Meer glaube ich, die Hauptstadt ...«

»Wollen Sie dahin?«

»Berge kenne ich schon, also ja, am Meer ist gut.«

So lief das Gespräch, das uns nach Neuseeland brachte, und es fasst genau zusammen, wie viel ich bis dahin von diesem Land wusste. Wo sonst auf der Welt kann man auf einem Gletscher stehen, über den Regenwald blicken und das Meer sehen? Wo sonst auf der Welt ist es möglich, alle (!) Drehorte für den *Herrn der Ringe* und den *Hobbit* zu finden? Ich schweife ab.

Warum Neuseeland? Im Studium konnte ich aus persönlichen Gründen nie ins Ausland gehen, und ich wollte, bevor ich mich auf einer Stelle mit unbefristetem Vertrag auf Lebenszeit – hört sich an, als würde man seine Arbeit heiraten, seltsam – irgendwo niederlasse, raus in die Welt, um dort zu arbeiten. Gereist bin ich immer gerne, das verbindet mich mit meiner Frau. Besonders die Fernziele hatten es uns angetan. Wir dachten uns, Europa können wir dann machen, wenn wir Kinder haben.

So, dass dann logisch und folgerichtig der erste längere Ausflug mit Kindern wohin ging? Nach Neuseeland.

Um im Ausland zu arbeiten, empfiehlt es sich, die Sprache des Landes zu sprechen. Folgerichtig bestehen die meisten Länder auf einem entsprechenden Nachweis. Mit Englisch als einziger relevant beherrschter Fremdsprache schränkte sich das Gebiet ein. Da uns die englische Kultur näherstand als die nordamerikanische, lernte ich auf den IELTS-Test (International English Language Testing System). Einen Test, den jeder absolvieren muss, der in den Commonwealth-Ländern arbeiten will, um seine Sprachkenntnisse nachzuweisen. Mein Schnitt war gut genug, dass uns Neuseeland offenstand. Ich bewarb mich über eine Agentur für eine Stelle in Australien oder Neuseeland, da die bürokratischen Formalitäten erheblich sind, doch davon später mehr. Die Agentur sagt mir, man könne in sechs bis zwölf Monaten mit einem Angebot rechnen. So sage ich das meinem Chef. Nach vier Wochen kommt der Anruf, dem das Gespräch oben folgt. Es ist September, die Stelle wäre ab 1. Dezember. So sage ich das meinem Chef. Ich rechne es ihm bis heute hoch an, dass er sich für einen Auflösungsvertrag unterhalb meiner Kündigungsfrist eingesetzt hat. Obwohl es ihn geschmerzt hat, mich gehen zu lassen, meinte er nur: »Einen Reisenden soll man nicht aufhalten, das ist eine großartige Chance, machen Sie das!« Und so machten wir uns auf den Weg in das unbekannte Land, das und dessen Bewohner wir so lieben gelernt haben. Was ursprünglich nur für sechs Monate geplant war, wurde zu so viel mehr.

Natürlich werden hier Klischees bedient. Ich hoffe, unsere Zuneigung zu Land und den Leuten scheint immer deutlich durch den Spaß hindurch, und es ist eine balancierte Beschreibung, die mich genauso aufs Korn nimmt wie die liebenswerten Eigenschaften der Menschen und die Kultur des schönsten Landes der Welt.

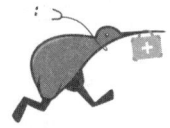

MEIN TELEFONINTERVIEW
MIT NEUSEELAND

Wir warteten gespannt, ob und wann das Telefon klingelte. Das war vor Skype Business und Google Hangouts. Telefoninterviews für eine Arztstelle sind auch heute noch eher unüblich in Deutschland, obwohl der Fachkräftemangel zunimmt wie überall auf der Welt. Schuld daran sind die Australier. Wie bitte?

Nun, Menschen, die sich entschieden haben, im Gesundheitswesen zu arbeiten und die Ausbildung, sei es Pflege oder Ärzteschaft, bis zum Ende durchzuziehen und einen Abschluss zu machen, haben eine hohe Motivation, in diesem Beruf zu arbeiten. Nicht weil sie da jetzt einen Abschluss haben, sondern weil sie trotz all der Strapazen und den Arbeitsbedingungen gewillt waren, so lange durchzuhalten. Es muss ihnen persönlich viel geben, sonst macht man das nicht so lange. Was das ist, kann je nach Mensch ganz unterschiedlich sein. Doch die Grundidee, Menschen zu helfen, wenn sie es am nötigsten brauchen, ist schon mal weit verbreitet. Wegen Geld macht niemand Pflege. Jedenfalls nicht, weil man damit so viel Geld verdient und einem das Geld als intrinsischer Motivator so wichtig ist. Oder haben Sie schon mal jemand sagen hören: »Geh doch in die Pflege, da verdienst du super! Und die Arbeitszeiten sind auch klasse!«

Eher nicht. Und die Ärzte? Ich kenne zumindest keinen, der Medizin studiert hat, weil er aufs große Geld aus war. Schon welche, die aus Ärztefamilien kamen und den Plan hatten, Papas Praxis zu übernehmen, oder die ein Einser-Abi hatten und sich dann ein NC-Fach ausgesucht haben, weil sie konnten. Doch das ist am Anfang, viele von denen studieren nicht fertig oder arbeiten dann nicht in dem Beruf. Wer in dem Beruf so lange gearbeitet hat, dass er eine Ausbildung abgeschlossen hat, dem gibt dieser mehr als Geld. So ist das auch bei mir. Einser-Abi? Sicher nicht, ich hatte 3,1. Der Vater Arzt, ja, doch ohne Praxis, mit dem Mantra: »Junge, mach was anderes! Alles, nur nicht Medizin!« Was macht der Junge? Medizin! Hauptsache anders.

Und was haben die Australier jetzt damit zu tun? Der Fachkräftemangel im Gesundheitswesen herrscht weltweit. Qualifizierte Menschen kündigen oftmals aufgrund ihrer direkten Vorgesetzten oder der Unternehmenskultur. Dazu gibt es inzwischen gute Studien. Soll heißen, ich kündige nicht meinen Beruf – kommt ja auch von Berufung –, sondern meinem Arsch von Vorgesetztem. Und falls der zwar okay ist, aber die Kultur meiner Firma bzw. meines Krankenhauses sich ändert, dann kann es sein, dass ich den Job wechseln muss. Weil ich es einfach nicht mehr aushalten kann. So, und wer hat die besten Arbeitsbedingungen für medizinische Fachkräfte? Die Australier! Klasse Arbeitszeiten, klasse Bezahlung, Ansehen. Die Pflege ist komplett akademisiert, das bedeutet: Dort haben Pflegekräfte Nursing studiert. Die Ausbildung für Ärzte und Pflegepersonal gilt als eine der besten weltweit, es wird viel Geld für Fortbildungen bereitgestellt. Ein hervorragendes Arbeitsklima, flache Hierarchien und ein tolles Land.

Okay, Spinnen und neun der zehn giftigsten Schlangen weltweit. Genau genommen sogar neun der neun giftigsten Schlangen weltweit. Deshalb wollen viele Neuseeländer nach ihrer Ausbildung nach Australien, nicht wegen der Schlangen, sondern da sie dort, neben den genannten Gründen, auch noch mehr – ungefähr das Doppelte – verdienen. Wer könnte es ihnen verdenken. Deshalb und weil das neuseeländische Studium nicht genug Absolventen abwirft, um den Nachwuchs zu bedienen, entsteht ein Vakuum, das gefüllt werden muss. Gerne mit Engländern. Die gehen dorthin, wenn sie nicht in Australien unterkommen. Und werden auch gerne genommen, da sie eine ähnlich gute Ausbildung haben, die gleiche Sprache sprechen und aus einem Commonwealth-Land kommen, das erleichtert die Bürokratie rund um Visa und Arbeitsgenehmigungen. Das entstehende Vakuum in England wird aus Europa gefüllt. Unter anderem aus Deutschland. Unser Vakuum wird aus ... Ja, wer füllt das? Freiwillig? Nahes Osteuropa, bevor sie in der EU waren. Jetzt überspringen sie Deutschland gerne, um gleich nach England zu gehen. Und wer füllt die Lücke jetzt? Die Politik beschäftigt sich damit. Da bedeutet so viel wie: Das Kind ist schon in den Brunnen gefallen, und es wird keine zufriedenstellende Lösung geben, jedenfalls nicht in absehbarer Zeit. Immer, wenn ein eigentlich autarkes System es nicht schafft, selbst eine funktionierende Lösung zu finden und ›die Politik‹ sich des Problems annimmt, kann man sicher sein, dass es unerfreulich wird.

Also so viel zu ›die Australier sind schuld‹. Vor dem Interview fragte ich den Anästhesisten, der die Agentur leitet, die mich auf die andere Seite der Welt vermitteln wollte, wie ich mich auf das Gespräch vorbereiten könne. Schließlich ist es ein anderes Gesundheitssystem – wie anders, sollte ich noch zu spüren bekommen. Er antwortete: »Das ist ganz einfach. Medizin unterscheidet sich von Land zu Land unterschiedlich stark, doch die Prinzipien bleiben gleich. Wenn du jede medizinische

Frage darauf zurückführst: ›Was ist das Sicherste für den Patienten?‹, wirst du nie falsch liegen. Das ist in allen Ländern das gleiche Prinzip.«

Wow, okay, dachte ich. Klasse, das hört sich so richtig an, warum hat mir das in Deutschland noch nie jemand gesagt? Also niemand bei der Ausbildung an den beiden ›Ivy-League-Universitäten‹, an denen ich studiert, oder den normalen fünf Krankenhäusern, in denen ich bis dahin gearbeitet hatte? Dort stand hinter allem die Frage: Was ist ›richtig‹? Doch ›richtig‹ kann von verschiedenen Standpunkten aus gesehen werden. ›Richtig‹ im Sinne einer Leitlinie – das deckt sich sehr oft auch mit ›sicher‹ –, richtig im Sinne von ›für den Patienten‹, hier ist ›sicher‹ nicht immer gemeint. Richtig im Sinne von ›was will mein Oberarzt‹. Hier geht es manchmal schon weit weg vom sichersten Weg. Und schließlich: Was ist das Richtige, im Sinne von: ›Wo kommt unser Geld her?‹ Davon, dass wir Therapien und Prozeduren abrechnen können! Aus der Sicht von Verwaltung und Chefärzten. Was ist das Effektivste? Was ist das Effizienteste? Was geht am schnellsten? Alles Fragen, die man mir gestellt hat und ich mir in Folge dessen auch oft gestellt habe. ›Was ist das Sicherste für den Patienten?‹, war damals nicht die alles krönende Frage in Deutschland. Jetzt gibt es zumindest ein Patientenrechtegesetz und das Aktionsbündnis Patientensicherheit (APS), bei dem ich inzwischen selbst Mitglied bin. Dass es beides braucht, spricht Bände.

Alle diese Fragen gehen mir durch den Kopf, als ich aus meinem Stuhl hochfahre – das Telefon klingelt.

»Hallo, this is Mark Weinert speaking.«

»Hallo, hier ist Judith, deine Schwiegermutter.«

»Jetzt nicht, Judith!«

Ich lege auf und beweise damit wie schon viele Schwiegersöhne vor mir Takt, Feingefühl und das Talent, im richtigen Moment das Falsche zu sagen.

Das Telefon klingelt wieder.

»Es ist jetzt unpassend!«

»Is this Mark Weinert?«

»Yes, it is. I am, meine ich.«

Das fängt ja gut an. Neben der schlechten Verbindung um die ganze Welt und meinem Englisch, das ich bis hierhin für ganz gut gehalten habe, hindert mich, dass ich erstaunlicherweise wirklich nervös bin. Mit jemandem in einer fremden Sprache zu sprechen, den man nicht sehen kann, ist ungleich schwerer. Man hat keine optische Rückmeldung, ob der andere einen verstanden hat und wie das Gesagte bei ihm ankommt. Und hier sind gleich drei am anderen Ende der Leitung. Sandy Garden, der Leiter der Ausbildung, Sally Ure, die Anästhesistin, die mit ihm zusammen über meine Einstellung entscheiden sollte, und eine Maori-Vertreterin, Paige Kaimoana. Deren Aufgabe ist es, darüber zu entscheiden, ob ich mit der Maori-Kultur zurechtkommen würde oder ob ich Probleme hätte, mit Menschen anderer Herkunft respektvoll zusammenzuarbeiten. Nach ein bisschen Small Talk und allgemeinem Vorstellen erzähle ich meinen Lebenslauf, wie ich das schon oft getan habe. Daraufhin bekomme ich ein paar Fragen zu meiner Motivation gestellt, warum ich ans andere Ende der Welt will und auch ein paar fachliche Fragen zu meiner Arbeit als Anästhesist, die ich alle mit »Also das Wichtigste ist, dass es am sichersten für den Patienten ist« beginne ... Im Wesentlichen wollen sie wissen, ob ich aus Versehen Patienten umbringe oder ›safe‹ bin. Ich bin ›safe‹. So weit, so gut.

Dann kommt die Maori-Frau dran und fragt, ob ich schon mal in einem kulturell diversen Umfeld gearbeitet habe. Natürlich habe ich das. Drei Jahre habe ich in einem Krankenaus in Oberbayern gearbeitet. Für einen Kölner ist das eine Herausforderung der interkulturellen Diversität. Und dort auf dem bayerischen Lande war die Mehrzahl der Pflegekräfte aus dem Osten Deutschlands. Es wurde also hauptsächlich Sächsisch gesprochen. Sodass ich einmal eine neue Schwester, die aus dem Dorf stammte, in dem das Krankenhaus stand, und die breitestes Bayrisch sprach, gefragt habe, ob sie Probleme habe, den Akzent, der hier gesprochen wird, zu verstehen. Das erzähle ich allerdings nicht. Ich sage, dass München eine sehr multikulturelle Stadt ist und dass circa 20 Prozent der Menschen aus anderen Ländern kommen. Und ob ich in meinem Umfeld auch mit Menschen aus anderen Kulturen arbeite? Ja, durchaus. Der Chefarzt der Gefäßchirurgie ist Perser, seine Oberärzte sind Griechen. Der Gynäkologe ist Ungar, wir haben spanische, ungarische und natürlich viele türkische Pflegekräfte. In unserer Abteilung arbeiten ein Pole, ein Türke, ein Tscheche, eine Türkin, eine Chinesin, eine Spanierin, eine Zypriotin und zwei Bayern, sogar ein echter Münchner. Na, wenn das nicht reicht. Ob ich schon mal mit Maoris zusammengearbeitet hätte? Nein, noch nicht. Nun, man würde mich mit den entscheidenden kulturellen Informationen versorgen, damit ich gut zurechtkäme. Und das war es auch schon. Keine weiteren Fragen, euer Ehren. Zwei Tage später kommt die Zusage, und ich muss meinem Chef erklären, dass er meine Stelle mit jemand anderem besetzen könne. Und zwar schon viel früher als geplant.

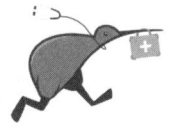

BÜROKRATIE IN NEUSEELAND

»Sie haben was, und Sie schlagen was genau vor?«

In Deutschland denkt man, wir hätten eine ausufernde, undurchschaubare Bürokratie, die an Ineffizienz nicht zu schlagen wäre. Weit gefehlt. Inzwischen gibt es zwar sogar eine App, die von Flüchtlingen als Start-up entwickelt wurde, um sich durch den deutschen Bürokratiedschungel zu schlagen, doch das ist alles harmlos im Vergleich mit Neuseeland und der dortigen Bürokratie.

Aber noch mal zurück zu Deutschland: Ich verstehe meine Steuererklärung nicht, und doch unterschreibe ich, dass alle Angaben richtig sind. Und jeder Berufsstand hat seine eigene Logik. Juristen-Logik, zum Beispiel der Gesetzestext zur Scherzerklärung: »Eine nicht ernstlich gemeinte Willenserklärung, die in der Erwartung abgegeben wird, der Mangel der Ernsthaftigkeit werde nicht verkannt werden«, eine solche Willenserklärung ist nach deutschem Zivilrecht gemäß § 118 BGB nichtig. Das ist eine fünffache Verneinung. Ärzte haben ebenfalls ihre eigene Logik. Jeder, der einmal einen Arztbrief gelesen hat, versteht, dass er nichts versteht. Beliebt ist der Satz am Anfang: »Die Vorgeschichte dürfen wir als bekannt voraussetzen und verweisen auf den ausführlichen Brief vom ...« Das bedeutet: Ich weiß auch nicht, was der Patient sonst hat oder hatte. Der Brief liegt nie irgendwo vor. Und keiner weiß, was da drinstehen soll. Und so haben Automechaniker, IT-Spezialisten, Werber und wahrscheinlich auch Konditoren ihre eigene Sprache, die ihrer eigenen Logik folgt. Und ebenso die Ämter. Mit einem Amt kämpfte ich gerade – und zwar in Neuseeland.

Da ich unvorsichtigerweise angegeben hatte, dass ich drei Jahre in Österreich als Notarzt auf einem Hubschrauber geflogen war, benötigte ich eine Unbedenklichkeitsbescheinigung der dortigen Ärztekammer, dass ich als Arzt in Österreich nicht in Ungnade gefallen war. Das heißt, dass ich nicht wegen eines Berufsverbrechens angeklagt war und kein Verfahren der Ärztekammer gegen mich anhängig war oder ist. Das Schriftstück, das mir meine weiße Weste bestätigte, bekam ich nach einem Anruf prompt und problemlos auf Englisch ausgestellt. Die ›Ösis‹ sind auf Zack. In Deutschland war es völlig unmöglich, die Bescheinigung auf Englisch auszustellen. »Wo kämen wir denn da hin?« Nach Neuseeland käme man, wollte ich schon sagen, hielt mich dann aber doch zurück. Es war nicht möglich, dass ich das österreichische Schriftstück auf Englisch vorformulierte und von der Deutschen Ärztekammer bestätigen ließ.

Zurückhaltung fällt mir oft schwer. Ich bin als Kind mehr als einmal vom Wickeltisch gefallen, dabei ist der Filter, durch den bei den meisten Menschen alles geht, was sie sagen, kaputtgegangen. Ich sage oft genau das, was ich in dem Moment gerade denke. Das geht bei mir ganz ohne Alkohol und wird selten zu meinen Gunsten ausgelegt. Mühevolle dreißig Jahre hat es gebraucht, wieder einen halbwegs funktionierenden Filter zu installieren. Er funktioniert nicht immer:

»Da könnten Sie ja reinschreiben, was Sie wollen!«

»Das sind nur zwei Sätze auf Englisch!«

»Sie können von mir nicht erwarten, dass ich das lesen kann.«

Konnte ich das? Offensichtlich nicht. »Es sind nur zwei Sätze!«

»Nein, das geht nicht. Wir stellen Ihnen das auf Deutsch aus, und dann können Sie das übersetzen lassen.«

Übersetzen, natürlich nicht selbst, sondern von einer geprüften Übersetzerin. Sonst könnte ich ja irgendwas reinschreiben. Und dann kopieren und beglaubigen lassen. Und wie ich jetzt weiß, ist beglaubigt nicht gleich beglaubigt. Es gibt mehr als ›wahr‹. Dass es verschiedene Auffassungen von der Wahrheit gibt, ist nichts Neues. Seit Donald Trump wissen wir, dass es Menschen gibt, die nicht nur verschiedene Auffassungen von der Wahrheit haben, sondern dass sie glauben, es gäbe zwei verschiedene Wahrheiten, die sich nicht gegenseitig ausschließen. Seit dem Ringen mit den neuseeländischen Behörden weiß ich, dass es nicht nur ›wahr‹ (beglaubigt), sondern mehr als ›wahr‹ gibt. Dann, wenn sie es selbst beglaubigt haben. Das heißt konkret, für manche Dokumente, wie zum Beispiel unsere Reisepässe, reichte eine normale notarielle Beglaubigung nicht aus. Es muss mehr als richtig und ›wahr‹ sein. Und wann ist etwas mehr als wahr? Sie können es sich schon denken: dann, wenn man es selbst macht – oder die Regierung. Wie bitte? Ja, das ist fast so gut wie selbst machen. Und genau an dem Punkt waren wir. Wir brauchten eine behördliche Beglaubigung unserer Reisepässe, da die notarielle Beglaubigung, die wir nach Neuseeland geschickt hatten, nicht genug war, doch davon später mehr.

Damit wir als Familie ein Visum bekommen konnten, brauchte ich ein Arbeitsvisum. Dafür brauchte ich die Arbeitserlaubnis des Medical Council, das entspricht der Ärztekammer in Deutschland. Mit einem Touristenvisum einzureisen, wie das jeder Deutsche ohne Antrag könnte, um dann dort zu arbeiten, ist eine Straftat. Auch wenn das Verfahren für das Arbeitsvisum schon läuft. Gerade dann darf man mit seinem Touristenvisum nicht einreisen. Würde man erst mit dem Touristenvisum einreisen und sich dann plötzlich überlegen, hey, klasse Land, hier würde ich gerne arbeiten, ginge das natürlich. Aber da das Arbeitsvisum schon beantragt war, war dem ein Riegel vorgeschoben. Man hatte mir gesagt, dass man mit einigen Schwierigkeiten und Verzögerungen und alles in allem mit einem Vorlauf von sechs Monaten bis zu einem Jahr rechnen musste, um alle Genehmigungen beisammen zu haben. Wir hatten zehn Monate Vorlauf, und deshalb waren wir anfangs guter Dinge. Da die Unterlagen, die ich aus Österreich brauchte, so schnell kamen, dachte ich nicht, dass es zu ernsthaften Verzögerungen kommen würde. Doch langsam wurde es knapp. Wir wollten am 1. November fliegen, und ich sollte am 1. Dezember anfangen zu arbeiten. Vorher wollten wir ein bisschen das Land erkunden.

Das Medical Council entscheidet über meine Arbeitserlaubnis und gibt dann der Botschaft grünes Licht, den Stempel mit dem Arbeitsvisum in den Pass zu klopfen. Die Arbeitserlaubnis hängt von vielen Dingen ab. Habe ich eine Ausbildung, die in Neuseeland gesucht wird (ja), habe ich einen Arbeitsvertrag (ja). Komme ich aus einem vergleichbaren Gesundheitssystem (ja). Wie weit bin ich in meiner Ausbildung (Zeugnisse aller Arbeitgeber übersetzt und beglaubigt), Approbation als Arzt (übersetzt und beglaubigt). Schulzeugnis (übersetzt und beglaubigt), Geburtsurkunde (übersetzt und beglaubigt), Gesundheitszeugnis für mich und die ganze Familie bei einem speziellen Arzt, der dafür zugelassen ist, das für Neuseeland zu erstellen. Also nicht ich selbst oder jemand aus meinem Krankenhaus (da könnte ich ja irgendwas reinschreiben). Bin ich gegen Hepatitis B geimpft? (Ja.) Röntgen der Lunge, habe ich oder meine Familie Tuberkulose? (Nein.) Hatte ich Kontakt zu Patienten mit Tuberkulose? (Nein.) Na ja, ich fahre S-Bahn in einer Großstadt, das bedeutet eigentlich ja, doch nie bestätigt, also ›nein‹. Das wollten Sie jetzt wahrscheinlich nicht wissen. Auch dass Sie, wenn Sie S-Bahn oder U-Bahn fahren, Hautschuppen anderer Menschen einatmen, wollten Sie nicht wissen. Das ist einer der Gründe warum wir nach Neuseeland wollten. Also nicht, dass Sie das nicht wissen wollten, sondern die klare Luft. Ich bin vor zehn Jahren an einem gutartigen Speicheldrüsentumor operiert worden: Eine Bestätigung des operierenden (!) Arztes, dass der nicht wiederkommt (Er kommt nicht wieder.) Ob ich Kommunist bin, hat mich niemand gefragt (nein). Ein sauberes Führungszeugnis (ganz weiß), eines aus Österreich (rot-weiß-rot). Die Unbedenklichkeitsbescheinigung meiner Ärztekammer (übersetzt und beglaubigt), das hatten wir schon. Drei persönliche Referenzen von Ärzten, unter denen ich gearbeitet habe. Die sie dann persönlich sprechen wollten (haben sie). Und nachdem alle Unterlagen vorliegen, dauert der ›Prozess‹, ich musste unweigerlich an Kafka denken, siebzehn Tage, bis die Entscheidung gefallen ist, ob ich gut genug für den Stempel bin, der dann wieder zu einem anderen, dem Visumsstempel, führt. Die Kommunikation über E-Mail ist einigermaßen schnell, und uns erwartet morgens beim Aufstehen oft eine E-Mail, in der steht, was noch fehlt oder was nicht passt.

Mittlerweile rückt der Abflugtermin immer näher, und eines Tages kommt die E-Mail vom Medical Council, dass sie die Kopien unserer Reisepässe verschlampt hätten, dass das aber nicht so schlimm sei – dass sie sie verloren haben –, da die notarielle Beglaubigung ohnehin nicht ausreichend sei und wir ihnen deshalb sowieso eine neue schicken müssten. Diesmal rufe ich an. Ein weiteres Problem, das sich ergibt, ist: Unsere Pässe liegen schon in der neuseeländischen Botschaft und warten auf das Okay des Medical Council, damit sie gestempelt werden können. Die Botschaft ist in Berlin. Wir wohnen in München.

»Was brauchen Sie denn für eine Beglaubigung, wenn eine notarielle nicht ausreicht?«

»Nun, es muss eine Regierungsstelle sein – oder wir könnten das machen. Wenn Sie uns die Pässe schicken.«

Wir haben einen fest gebuchten Flug in zwanzig Tagen.

»Nur, damit ich Sie richtig verstanden habe: Sie haben gerade die Kopien unserer Pässe verloren und schlagen vor, dass wir Ihnen unsere Original-Reisepässe nach Neuseeland schicken, damit Sie sie kopieren können und Sie sie dann wieder in die Botschaft nach Berlin schicken, damit sie dort gestempelt werden?«

»Ja.«

»Die Pässe liegen aktuell in Berlin bei der Botschaft. Können Sie nicht einfach dort anrufen, dass die eine Kopie machen, schließlich ist das ja eine Regierungsbehörde?«

»Nein, wir können da nicht anrufen, das ist weder deren noch unsere Aufgabe.«

»Wie lange dauert der Prozess noch einmal, wenn alles vorliegt?«

»Der dauert, im Allgemeinen, siebzehn Tage.«

»Danke, ich werde mir etwas einfallen lassen ...«

Glücklicherweise arbeitet ein Freund von uns im Außenministerium in Berlin.

»Thomas, kannst du unsere Pässe aus der neuseeländischen Botschaft holen, eine Kopie erstellen und einen Stempel aus deinem Büro drauf machen, dass es irgendwie offiziell aussieht?«

»Klar.«

Innerhalb eines Tages waren die ›behördlich beglaubigten‹ Kopien per Einschreiben auf dem Weg nach Neuseeland.

Diese Kopien waren gut genug. Jetzt fehlte nur noch der ›Stundenplan‹ für meinen ersten Tag im Krankenhaus, auf dem vermerkt stehen musste, dass es mindestens eine Stunde Sicherheitseinweisung und Rundgang für mich gibt. So wollte das Medical Council sicherstellen, dass ich nicht am ersten Tag in den OP geworfen werde – wie das im Übrigen hier so üblich ist – und man mir gezeigt hat, wo die Notausgänge sind und die Feuerwehrschläuche hängen. Kein Witz. Ich rufe im Krankenhaus an, Sally, meine ›Verbindungsoffizierin‹, mittlerweile Chefin des Anästhesie-Departments, kennt das und sagt: »Kein Problem, mache ich sofort. Wann fliegst du?«

»Wenn das jetzt ausreicht, in neun Tagen ...«

»Na, viel Glück!«

Zu Hause sitzen wir auf Kartons und Koffern. Ansonsten ist die Wohnung leer und bereit für unseren Nachmieter. Frisch geweißelt.

Ich rufe wieder beim Medical Council an: »Fehlt noch etwas? Haben Sie jetzt alles?«

»Ja, jetzt ist alles vollständig.«

»Wann können Sie der Botschaft das Okay geben?«

»Jetzt, wo wir alles haben, dauert es: siebzehn Tage.«

Wir packen wieder aus. Den Flug haben wir verschoben.

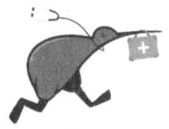

IELTS ODER:
WIE DRUCKE ICH GELD?

Viele Leute überlegen sich, wie sie Geld drucken können. Die Bundesbank kann das legal. Die amerikanische Notenbank auch, und die kann so viel Geld drucken, dass sie eine Inflation provoziert, wenn sie das will. Anderen Menschen ist das verboten – das bedeutet natürlich nicht, dass das niemand versucht, doch es ist schwierig. Wie hat Bertolt Brecht gesagt: »Nur Amateure überfallen eine Bank; Profis gründen eine.« Wem dazu das Geld fehlt und bei wem Crowdfunding auch nicht funktioniert, der muss sich etwas anderes einfallen lassen. Beliebt ist es, Dinge zu produzieren, die Menschen brauchen. Besser Dinge, die sie immer brauchen. Noch besser Dinge, von denen sie abhängig sind. Noch mal besser Dinge, die teuer sind. Da fallen Ihnen sicher viele Sachen ein. Wenn Sie jetzt ein Monopol auf den Verkauf haben, super! Auch gut: Ihr Produkt nimmt keinen Speicherplatz ein. Physisch, meine ich. Und Sie müssen es nicht herstellen. Am besten wäre doch, Sie hätten ein Produkt, das Sie in der Herstellung nichts kostet, das keinen Lagerraum einnimmt, das nur Sie vertreiben, das die

Menschen brauchen und das sie immer wieder verkaufen können. Dass es völlig legal ist, ist ein weiteres Plus. Es dient sogar der Sicherheit.

Wovon spreche ich hier? Ganz einfach: von der Kontrolle über einen Sprachkenntnistest. Wenn ich in einem anderen Land arbeiten will, ist es sinnvoll, dass ich die Sprache des Landes auf einem meiner Arbeit entsprechend hohem Niveau beherrsche. So weit, so gut. Wenn jemand in Deutschland arbeiten will, muss er den europäischen Sprachtest mit einem Niveau von C1 ablegen. Mit C1 kann man sich unterhalten und höhere Konzepte können vermittelt werden. In die Medizin übersetzt: Kann ich Medikamente in der richtigen Dosierung aufziehen, und verstehe ich, warum ich das jetzt tun soll? Für Englisch gibt es verschiede Testsysteme, die das Sprachniveau nachweisen. Vielen ist der TOEFL-Test (Test of English as a Foreign Language) bekannt, den die Amerikaner fordern, wenn man dort arbeiten möchte. Der prüft amerikanisches Englisch. Für Europa gibt es das Common European Framework of Reference for Languages (CEFRL). Es stellt sich heraus, dass nicht nur Deutsche Abkürzungen lieben. Da der TOEFL amerikanisches Englisch prüft, kann man den natürlich auf gar keinen Fall für England, Australien oder Neuseeland verwenden, das wäre ja so, als ob Deutsche auch Österreicher verstehen würden. Und deshalb gibt es den IELTS. Das steht für International English Language Testing System. Da der amerikanisches und britisches Englisch prüft, ist der am besten und nach Ansicht mancher Länder als Einziges geeignet, das richtige Sprachniveau nachzuweisen. Der Test hat vier Teile:

1. Listening (circa 30 Minuten)
2. Academic Reading bzw. General Training Reading (circa 60 Minuten)
3. Academic Writing bzw. General Training Writing (circa 60 Minuten)
4. Speaking (circa 10–15 Minuten)

Er wird in 0–9 unterteilt. 9 entspricht einem ›Native Speaker‹, bedeutet, so gut wie ein Muttersprachler. Man kann den Test als ›general‹ oder ›academic‹ ablegen, je nachdem, in was für einem Umfeld man zu arbeiten gedenkt.

Um in Australien zu arbeiten, muss man 7,0 im Schnitt durch alle vier Teile erreichen und darf nirgendwo unter 7,0, liegen. Für Neuseeland muss man im Schnitt 7,5 erreichen und darf nicht unter 7,0 in den einzelnen Bereichen liegen. Ich kenne einen Anästhesisten, der den Test direkt im Land ablegen wollte, weil er meinte, dann würde sein Englisch automatisch besser. Sein Englisch wurde besser, aber ein Test misst selten das, was er soll, und nachdem er viermal durchgefallen war, surfte er für den Rest des Jahres, während seine Frau das Geld verdiente, bis sie wieder nach Deutschland zurückgingen. Nicht die schlechteste Variante, wenn Sie mich fragen. Ich lerne seit der siebten Klasse Englisch, habe an zwei Sprachschüleraustauschprogrammen teilgenommen, gehe im Kino meistens in die englische Originalversion und lese sowohl Romane als auch wissenschaftliche Literatur auf Englisch. Trotzdem entschließe ich mich dazu, Nachhilfe zu nehmen, nachdem ich mir den Test näher angesehen habe. Bei jemandem, der den Test selbst lange Jahre abgenommen hat und mir beibringt, wie man mit speziellen Sätzen seine Grammatikkenntnisse zeigen kann. Dennoch ist der Test für mich schwieriger, als erwartet. Aber egal: Am Ende kommt eine 7,5 heraus, und mir stehen beide Länder in Down Under offen. Für die nächsten zwei Jahre. Richtig, der Test hat ein Verfallsdatum. Clever. Nach zwei Jahren muss man den wiederholen, wenn man das Land verlassen hat. Womit wir wieder beim anfangs angesprochenen Gelddrucken wären. Der Test ist nämlich nicht billig. Und er wird zum Beispiel in England von jedem gefordert, der da arbeiten möchte. Von jedem? Ja. Stellen Sie sich vor, Sie sind eine südafrikanische Anästhesistin. Ihre Muttersprache ist Englisch. Englisch ist die Landessprache, Sie haben auf Englisch studiert und immigrieren dann nach Neuseeland. Dort sprechen und arbeiten Sie nur auf Englisch, und Sie haben einen britischen Pass – alle Einwohner der Commonwealth-Staaten können einen britischen Pass beantragen.

Jetzt sollen Sie einen IELTS machen, für Ihr Jahr in England. Und zwar, obwohl Sie den vor drei Jahren schon mal gemacht haben. Und ohne den Test gibt es keine Arbeitserlaubnis. Das nenne ich eine legale Gelddruckmaschine.

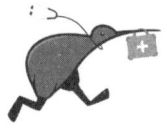

OFFICER GOODBOY

Die Reise von Deutschland nach Neuseeland ist lang. Egal, wie man es dreht und wendet, ob man über Asien oder über Amerika fliegt, man muss auf die andere Seite der Kugel – weiter weg geht nicht. Dabei fällt mir ein: Ist Ihnen schon mal aufgefallen, wenn Sie sich auf der Erde von Norden nach Süden bewegen und immer weiter fliegen, bewegen Sie sich irgendwann wieder nach Norden. Wenn Sie aber von Ost nach West fliegen, egal wie weit, fliegen Sie immer weiter nach Westen. Und so weit ist der Flug, dass man sich über solche Sachen Gedanken machen kann. Als Zwischenstationen bieten sich zurzeit und je nach persönlichem Gusto Singapur, Hongkong, Houston oder L.A. an. Danach ist man mit Umsteigen und circa 26 bis 30 Stunden Flug schon da. Neuseeland ist ein Einwanderungsland, und seine Bewohner haben ein spezielles Verhältnis zu unerwünschten Tieren oder Pflanzen. Da es dort bis zur Besiedelung durch die Europäer keine Landraubtiere gab, haben die Vögel teilweise evolutionsbedingt ihre Fähigkeit zu fliegen verloren: Der Kiwi als Nationalvogel kann das zum Beispiel nicht mehr. So wurde er bedauerlicherweise zu einer leichten Beute für eingeschleppte Hunde, Katzen und Ratten.

Mit der Flora ist das ähnlich: Die Schotten brachten den Ginster mit, um ihre Schafweiden damit zu begrenzen. Wie man heute auf Luftaufnahmen sehen kann, gefällt es dem gelben Ginster sehr gut in Neuseeland, und im Sommer sind große Teile des Landes gelb anstatt wie ursprünglich grün. Aus diesem Grund gibt es neben der Passkontrolle und dem Zoll zusätzlich eine Biosecurity. Diese dient nicht dazu, Zombies aus dem Land fernzuhalten, sondern, das Einschleppen von Schädlingen für Flora und Fauna zu verhindern. Schon im Flugzeug bekommt man einen Film zu sehen, der einen auf all das hinweist, was verboten ist und bei der Einreise unbedingt angegeben werden muss: Früchte, Fleisch, Holz, unverarbeitete Nahrungsmittel, Nüsse, Wanderschuhe oder Outdoor-Equipment, das man schon in einem anderen Land benutzt hat.

Die Nichtabgabe führt zu einer sofortigen Strafe, und damit man erwischt wird, gibt es Officer Goodboy, einen Beagle, der einem im Film alles erklärt. In den USA fragen sie einen auf dem Einreise-Wisch, ob man Mitglied einer kommunistischen Partei war, ob man Terrorist ist, oder ob man vorhat, auf dem Boden der USA Verbrechen zu begehen. Dort steht in großen Schildern bei der Passkontrolle: *No Jokes!* In Neuseeland wird man nach Äpfeln gefragt. Dass das andere für Neuseeland nicht interessant erscheint, spricht meiner Meinung nach für das Land.

Was aber hatten wir dabei? Haribo-Goldbären und Lebkuchenherzen als Gastgeschenke. Beides war damals nicht in Neuseeland erhältlich. Nach 30 Stunden auf Achse standen wir mehr neben uns als in uns. Eine weitere spirituelle Erfahrung, nach dem Ost-West-Nord-Süd-Zen-Koan. Dennoch dachten wir daran, diese ›Nahrungsmittel‹ zu deklarieren. Nach der Passkontrolle kamen wir mit unserem Gepäck zur Biosecurity. Ein gefühlt zwei Meter dreißig großer Maori guckte uns mit grimmigen Gesicht an. Wir fühlten uns wie ein französisches

Rugby-Team, das den All Blacks, der neuseeländischen Nationalmann-schaft, vor dem Spiel gegenübersteht. Klein.

»Was für Nahrungsmittel haben Sie dabei?«

»Äh ... Haribo gummy bears and ... gingerbread hearts ...«

»Lebkuchenherzen?«

»Äh, ja ... die sind verpackt ... eingeschweißt ... und so.«

»Sooo ... eingeschweißt? Ja? Was bekommen Sie denn, wenn Sie das Lebkuchenherz durchschneiden?«

Wir verstehen nicht, worauf er hinauswill. Nüsse? Keine Ahnung?

»Ähhh wie meinen Sie das?«

Er spricht den letzten Satz noch einmal gaaaanz langsam aus. Dabei betont er jedes einzelne Wort, damit wir ihn ganz sicher verstehen.

»Was – bekommen – Sie – wenn – Sie – das – Leb-ku-chen-herz – durchschneiden?«

Zwei von uns Weinerts nicken, zwei schütteln den Kopf. Wir haben keine Ahnung, worauf er hinauswill.

Langsam sagt er: »Sie haben ein gebrochenes Herz!«, und bricht in tiefes Gelächter aus. »Alles gut, kommen Sie rein!«

Jetzt lachen auch wir, sind erleichtert, glücklich – und endlich ange-kommen.

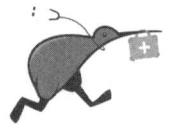

WEEDING

Das Haus, das wir gemietet haben, hat uns Sally vom Anästhesie-Department vermittelt. Eine englische Assistenzärztin muss für ihre Weiterbildung ein Jahr in ein anderes Krankenhaus, und sie hat für die Zeit einen Nachmieter gesucht. Da in Neuseeland alle Assistenzärzte zum gleichen Zeitpunkt rotieren, lag es nahe, zu fragen, ob sie das Haus an jemanden vermietet, der ihre Stelle übernimmt.

Zufällig hatte sich meine Frau genau diese Nachbarschaft im Internet als coolen Surfer-Vorort ausgesucht.

Und siehe da, es gibt jemanden, ja, gerne nehmen wir das Angebot an. Wer innerhalb Deutschlands schon mal umgezogen ist, weiß, wie schwierig es sein kann, eine passende Wohnung in einer anderen Stadt zu finden, ohne vorher dagewesen zu sein. Noch schwieriger ist es, wenn man in ein anderes Land umzieht.

Hier hatten wir unglaubliches Glück, und das Haus war sogar isoliert. Zwar nur mit ›Single-Glazing‹ in den Fenstern und ohne Heizung. Dafür ein Gasofen im Wohnzimmer. Aber so richtig kalt wird es in Wellington nicht, sagt man uns. Das Haus liegt am Bergkamm zwischen

Island Bay und Owhiro Bay, und man ist mit dem Bus in 20 Minuten in der Innenstadt, mit dem Auto in 15 Minuten im Krankenhaus. Wir können bei gutem Wetter von unserem Deck aus die Südinsel sehen und ansonsten ein kleines Stück vom Meer. Es erscheint perfekt.

Wie zuvor schon angedeutet: Dass das so gut passte mit Allisons Auszug und meinem Arbeitsbeginn, hat noch andere Besonderheiten, die ganz schön wichtig sein können, wenn man in Neuseeland oder auch in Australien in ein Krankenhaus kommt. Alle drei Monate bzw. sechs Monate rotieren die Assistenzärzte auf ihren neuen Ausbildungsplatz. In der Anästhesie macht das nicht so viel aus. Ich wechsle beispielsweise vom urologischen OP in den gynäkologischen OP, gleiches Stockwerk. Nicht nur im Gebäude, auch bei den Patienten.

Bei den auf den Stationen arbeitenden Assistenzärzten bedeutet das, sie kennen erst mal keine Schwester, keinen Patienten und wissen nicht, wo das ganze Zeug ist. Wenn ich es mir aussuchen könnte – allerdings kann man das als Patient meistens nicht – würde ich mindestens eine Woche warten bis nach dem Wechsel, bevor ich mich in die Hände der leicht desorientierten Ärzte begebe.

Doch zurück zu Allison und unserer neuen Bleibe. Sie zeigt uns das Haus. Drei Schlafzimmer, zwei kleine und ein größeres. Ein Wohnzimmer. Eine Toilette, im Bad gibt es keine Heizung. Das Bad ist einem dunkleren Hellblau gestrichen. Wenn ich mehr Farbgefühl hätte und wüsste wie Farben wie Cyan aussehen, würde ich schreiben ›Eiswasserblau‹. Über der Badewanne hängt ein Bild, ein Meter mal ein Meter zwanzig, von Scotts Expedition in die Antarktis. Es zeigt Captain Robert Falcon Scott, wie er am 5. Januar 1911 in einer Eishöhle in einem Eisberg steht. Es heißt *The Arctic Grotto*. Im Bad gibt es keine Heizung. Das gibt mir zu denken.

Vor dem Wohnzimmerfenster gibt es einen Balkon, der mit Holzbohlen ausgelegt ist. Ein kleines Deck, wie ich lerne. Ein Deck ist das zweitwichtigste Statussymbol, das man in Neuseeland haben kann, gleich nach dem Grill, der dann auf dem Deck steht. Vom Deck aus kann man die Hügel und ein kleines Stück vom Meer sehen. Ein Haus mit Meerblick. Klasse. Gegenüber erstreckt sich das Tal. Happy Valley, das die Stadt mit der Ohwiro Bay verbindet. Auf der anderen Seite erheben sich grün-gelbe Hügel und in der Entfernung kann man etwas sehen, das einer Burg ähnelt. Das ist die italienische Botschaft. Sie wird von sechs Dobermännern bewacht, wie wir später feststellen, als wir eine Wanderung machen. Sie liegt gleich in der Nähe der Radarstation, die die Cookstrait überwacht und oberhalb von Red Rocks liegt, einem Naturschutzgebiet, zu dem man wandern kann, um Robben zu sehen. Und rote Steine.

All das erfahren wir innerhalb der wenigen Minuten, die Allison uns durchs Haus führt – mit ihrem Neugeborenen auf dem Arm. Das Kind hat nur einen kurzen Feinrippbody und die Windel an. Draußen weht es, und drinnen ist es nicht viel wärmer. Wahrscheinlich werden Engländer so an das Wetter gewöhnt, denke ich mir.

Ihr Mann ist auch Arzt, allerdings Veterinär und verdient damit mehr als Menschenärzte, da Tierärzte in Neuseeland gesucht sind und wegen der großen Farmen viel Arbeit haben. Sie erzählt, dass die Ultraschallgeräte für Tierärzte wie Rucksäcke auf dem Rücken getragen werden, mit einem Bildschirm, der dann vor das Gesicht geklappt werden kann, so »schallt« ihr Ehemann dann an einem Vormittag über hundert Kühe, um zu sehen, ob sie schwanger sind. Er hätte sie, als sie schwanger war, auch »geschallt«. Nein, nicht auf dem Küchentisch, im Wohnzimmer. Während sie weiterspricht, bekomme ich das Bild nicht mehr aus dem Kopf. Nicht das Ultraschallbild. Im Wohnzimmer gibt es einen Gasofen, neben einem elektrischen Radiator, den man in die verschiedenen Zimmer rollen kann, die einzige Wärmequelle im Haus. Der Gasofen hatte drei Gaslecks, wie wir im Laufe des kommenden Jahres feststellten, die unter dem Haus glücklicherweise weggeblasen wurden. Hätte aber auch unser Haus zum Explodieren bringen können. Immer noch eine beunruhigende Vorstellung.

»Wir sind keine großen Gärtner«, sagt sie, »wie man sehen kann.«

Das stimmt, der Garten sieht nach nichts aus, aber das stört uns nicht. Wir sind auch keine großen Gärtner.

»Wenn ihr nur regelmäßig den Rasen mähen könntet? Das reicht schon.«

»Klar, machen wir«, sagt meine Frau, meint dabei mich, und ich fühle mich an meine Kindheit erinnert, bei der ich als Einziger der Familie mit Heuschnupfen jahrelang den Rasen mähen musste.

»Klar, machen wir«, sage ich.

Als ihr Mann, nach einem Jahr mal zu Besuch kommt, bin ich leider – oder zum Glück – nicht da. Er ist stocksauer und schimpft, sodass mich Allison, als sie mich bei der Arbeit besucht, darauf anspricht. Ob wir noch nie etwas von »Weeding« gehört hätten?

»Was ist ›Weeding‹?«, frage ich.

›Weeding‹, erklärt sie mir, ist Unkrautjäten mit einem speziellen Rechen, mit dem man durchs Gras geht und alles, was kein Gras ist, mit Wurzeln ausreißt. Für Engländer, wenn man von Rasenmähen spricht, eine selbstverständliche und verbindlich eingeschlossene Tätigkeit. Ein interkulturelles Fettfass, in das ich gesprungen bin. Viele weitere sollten folgen.

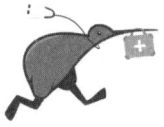

FUEL

»Schönen guten Morgen zusammen!«, sagt Sally, die Vizedirektorin des Anästhesie-Departments. Und sie begrüßt zwei andere Anästhesisten, zwei Anästhesie-Pfleger, die hier Anästhesie-Technicians heißen, und mich zum Einführungstag im Krankenhaus. Ich bin vor zwei Tagen angekommen und für meinen Geist ist es tiefste Nacht, doch körperlich bin ich anwesend.

»Schön, dass du es doch noch rechtzeitig geschafft hast, Mark, wir haben schon mit dir gezittert. Als Erstes: Die Ausgänge sind hinten links, und der Sammelpunkt für das Krankenhaus ist der Personalparkplatz. Ich werde euch das Krankenhaus zeigen, und immer, wenn wir an einem Feuerwehrschlauch vorbeikommen, werde ich euch den auch zeigen. Das Medical Council will das so.«

Ich bin mir nicht sicher, ob das Ironie, trockener Humor oder bitterer Ernst ist. Wir gehen los. An der Tür zu unserem Department bleibt Sally stehen und zeigt auf die Wand und einen Glaskasten: »Feuerwehrschlauch!«

Okay, denke ich mir. Wenigstens läuft alles nach Plan. Was auch immer der Plan sein soll. Dann geht es los. Wir rasen durch das Gebäude, eine Universitätsklinik, und ich kann mir kaum merken, wo wir gerade sind – vom Weg zurück ganz zu schweigen. Zwischendurch ruft Sally, was das für eine Abteilung ist oder warum dieser oder jener Ort für uns wichtig sein könnte. Unterbrochen von dem gelegentlichen Ausruf:»Feuerwehrschlauch!«

Wir werden fotografiert, damit wir unsere Namensschilder bekommen können. Die Namensschilder sind zugleich Ausweis mit Bild und Titel, Schlüssel zum Department, zum OP und zu den Umkleiden, und sie dienen zum Bezahlen in der Kantine. Alle Assistenzärzte haben Anrecht auf Frühstück und Mittagessen und beim Nachtdienst auf Abendessen. Dafür müssen wir nur die Ausweise an den Kartenleser halten. Das ist in allen Krankenhäusern des Landes gleich, weil es einen einheitlichen Vertrag für alle RMOs gibt (RMOs sind Assistenzärzte, SMOs sind Fachärzte, die einem Oberarzt in Deutschland entsprechen). Die Gewerkschaft hat das so verhandelt. Meine Regelwochenarbeitszeit beträgt 50 Stunden. Mit Nachtdiensten kann man bis auf 80 Wochenstunden kommen. Da kann schon mal ein Frühstückchen drin sein.

Plötzlich bleibt Sally abrupt stehen. Ich sehe mich reflexartig nach einem Feuerwehrschlauch um. Sie zeigt auf ein Café am Gang, das sich durch das ganze Krankenhaus zieht. ›Fuel‹ steht darüber. Sie sagt:»Das ist das Fuel Café, das Wichtigste, was ich euch heute zeigen kann. Fuel wird euer Pit-Stop sein. Und auf den ersten Kaffee lade ich euch ein.«

Krankenhäuser brauchen Kaffee zum Funktionieren wie Lastwagen Diesel und das Oktoberfest Bier. Ohne Kaffee keine Medizin. Das schwarze 24-Stunden-Wasser hält uns am Laufen und Arbeiten. Ein Arzt, der keinen Kaffee trinkt, ist kaputt oder schläft gerade. Die Schlange ist circa fünf Meter lang, und es arbeiten drei Baristas in einem für Neuseeland ungewöhnlichen Tempo, um die Bestellungen rasend schnell abzuarbeiten. Der erste nimmt die Bestellungen auf, ruft sie nach hinten und schreibt ein Kürzel auf den Becher, das die

Kaffeespezialität beschreibt, die gewünscht wird. Auf der Maschine stehen elf Becher, die von den anderen beiden Baristas zügig herunter-genommen werden und dann an die Wolke von Kunden, die davor warten, verteilt werden. Ein Espresso ist hier ein ›kurzer Schwarzer‹, ein ›Short Black‹.

»Was willst du, Mark?«

Ich denke an meinen Jetlag und sage: »Einen doppelten Short Black, kein Zucker!«

Der Barista schaut auf und sieht mir ins Gesicht. Er sieht mich mit einem durchdringenden Blick an. Dann grinst er, und mir ist, als wollte er sagen: »Du weißt meinen Kaffee zu würdigen.«

Vielleicht bin ich aber auch einfach nur sehr müde und interpretiere zu viel in einen Blick hinein. Während wir dastehen und auf unseren Kaffee warten, fällt mir auf, dass viele der Wartenden in blauen OP-Ka-sacks rumstehen und einige sogar ihre OP-Mützen tragen. Ich frage Sal-ly, wann man sich für den OP umzieht.

Sie kennt die Frage. »Am Morgen, wenn du dich das erste Mal ein-schleust.«

Und ich muss die Klamotten nicht jedes Mal wechseln, wenn ich den OP verlasse?

»Nein, nur wenn du sichtbare Verschmutzung dran hast, Blut oder so ...«

Ich bin überrascht. In Deutschland müssen wir uns jedes Mal, wenn wir den OP verlassen, komplett umziehen. Und wenn wir zum Beispiel vom Mittagessen kommen, wieder. Wir dürfen außerhalb der ›Funk-tionsbereiche‹ wie OP und Intensivstation nicht in den OP-Klamotten, den hübschen Kasacks, herumlaufen. Oft gibt es für Normalstation und OP andere Farben, damit das ganz offensichtlich ist. Ich wusste, dass das in den USA lax gehandhabt wird, aus Serien wie *Emergency Room* oder *Grey's Anatomy*, doch ich dachte, dass sie sich wenigstens jedes Mal vor dem Betreten des OPs saubere Kleidung anziehen. Sauber im Sinne von neu und eingeschweißt. Keimarm.

Nein, das sei nicht nötig, dafür gebe es keine Evidenz. Evidenz bedeutet, kurz ausgedrückt, durch wissenschaftliche Studien belegt. Es gibt verschiedene Grade an Evidenz, je nachdem wie viele Studien es dazu gibt und wie gut die Studien gemacht wurden. Die niedrigste Stufe ist, wenn es keine Studie zu dem Thema gibt, sondern nur die Meinung eines Experten, meistens eines Professors, der glaubt, er wisse genau, wie das zu sein hat, oder sich mehrere Professoren auf eine Meinung geeinigt haben. Das nennt man dann spaßeshalber »Eminenz-basierte Medizin«, und obwohl sich viele nach dieser Eminenz richten, kann der Wahrheitsgehalt sehr niedrig sein. Fairerweise muss gesagt werden, dass man zu manchen Fragen keine Studien durchführen kann. Da bleibt einem dann nichts anderes übrig, als auf eine Expertenmeinung zu vertrauen. Fallschirmspringen ist so ein Beispiel. In der Weihnachtsausgabe des BMJ, des weltweit höchst angesehenen *British Medical Journals*, wird immer ein Artikel veröffentlicht, der die ganze Maschinerie auf den Arm nimmt. Dieser spezielle Artikel setzte sich mit dem Thema auseinander, dass es keine höhere Evidenz dafür gibt, dass es sicherer ist, mit einem Fallschirm aus einem Flugzeug zu springen. Wie kommen sie zu dem Schluss? Es gibt keine prospektiven, also vorausschauend geplanten Studien. Es gibt keine Doppelblindstudien, wo die Probanden nicht wussten, ob sie mit Fallschirm oder ohne springen. Hauptsächlich, weil man keine Versuchspersonen gefunden hätte und weil es keine Freigabe der Ethikkommission gegeben hätte, die jede Studie weltweit auf ethische Machbarkeit beurteilt. Kein seriöses Journal nimmt eine Studie zur Veröffentlichung an, wenn keine Zustimmung einer Ethikkommission vorliegt. Aus den genannten Gründen kann man für den Gebrauch von Fallschirmen nur eine »Eminenz-basierte« Empfehlung aussprechen. Das Gegenteil von Eminenz ist zum Beispiel das Thema Antibiotika. Hier gibt es Hunderte sehr guter Studien, die allen Kriterien entsprechen, und man kann mit Sicherheit sagen, dass Antibiotika gegen bakterielle Infektionen helfen und welche wann in welcher Dosierung angebracht sind. Wenn jetzt ein Experte behaupten würde, das wäre nicht so, hätte der kein Gewicht. So viel zu Evidenz und Eminenz. Von Eminenz spricht man, wenn man sagt: »Der Chef will das aber so!« Das ist in Deutschland – noch – eine weit verbreitete Methode, Medizin zu betreiben.

Der Kaffee ist fertig, und er ist wunderbar. Wir gehen zum Office der Hol-und-Bringer, in dem wir die Fotos für unsere Ausweise gemacht haben, zurück und bekommen sie ausgehändigt. Auf meinem steht: Er wird ungültig am 31/Feb. Ich muss zweimal gucken. 31. Februar? Ich zeige den Ausweis Sally. Sie muss lachen. Denk dir nichts, der funktioniert trotzdem. Ich denke mir, »wird ungültig am 31. Februar – also nie!« Und ich freue mich.

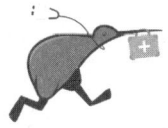

DER ERSTE ARBEITSTAG

Heute ist mein erster richtiger Arbeitstag. Für die Versorgung von Notfällen gibt es hier zwei OP-Säle, die extra dafür reserviert sind. Sie heißen ›Akut-Säle‹. Hier kommen nur Notfälle rein, alles, was geplant operiert werden soll, heißt ›elektiv‹ und braucht einen Termin, um in den einzelnen Abteilungen zugewiesenen OP-Kapazitäten operiert zu werden. Das Konzept von extra für Notfälle freigehaltenen Sälen ist mir neu.

»Wie macht ihr das denn in Deutschland mit den Notfällen?«

»Wir schieben die irgendwie dazwischen oder machen sie im Nachtdienst, je nachdem, wie dringend sie sind.«

»Das ist interessant, wie kann man einen elektiven Tag planen und dann unvorhersehbare Notfälle mitbehandeln?«

Das deutsche Vorgehen stößt hier auf völliges Unverständnis. Vom Prinzip her leuchtet mir das mit den Akut-Sälen auch ein. In der Praxis erweist es sich dann doch wieder als so schwierig wie bei uns, und beide Systeme haben ihre Macken. Bei uns schiebt der OP-Manager die Operationen und Patienten hin und her – wie Steine auf einem Mühlebrett, sodass durch die mehr oder weniger gute Organisation jeder Saal bis zum

Anschlag ausgenutzt wird. Die Notfälle werden untergebracht, und was übrig bleibt, wird in der Nacht operiert. Bei uns maximale Auslastung. Hier so viel Planwirtschaft wie möglich. Um einen breiten Einblick in das System und in die einzelnen Abteilungen zu erhalten, teilt mich Sally in den Akut-Saal ein. Zusammen mit Kirstin Cunningham, einer kleinen, zierlichen und erfahrenen Fachärztin. Sie züchtet nebenbei Hühner. Vielleicht hilft ihr das dabei, den Überblick zu bewahren, wenn es hoch hergeht. Hier sind deutlich mehr Personen im Saal und zu beaufsichtigen als bei mir zu Hause. Es ist fünf nach neun als der Akut-Saal-Manager in den Frühstücksraum reinstürmt und uns zuruft: »Rupturiertes BAA, jetzt!«.

›BAA‹ bedeutet Bauch-Aorten-Aneurysma. Und ›rupturiert‹ bedeutet gerissen. Die Aorta ist die größte Schlagader im Körper, die sich direkt vom Herzen weg durch Brust und Bauchraum zieht. Von ihr zweigen die Arterien nach links und rechts ab, die die verschiedenen Organe mit Blut versorgen. Ein Aneurysma ist eine Aussackung eines Gefäßes. Ähnlich wie wenn Sie einen Fahrradschlauch zu fest aufblasen, kommt plötzlich an einer Seite eine Beule heraus. Und diese Beule der größten Arterie im Körper hat jetzt ein Loch. Je nachdem wie groß das Loch ist, verblutet man innerlich innerhalb von Minuten oder Stunden. Der Schmerz dabei ist vernichtend. Wenn das Loch oder der Riss ›gedeckt‹, also etwas eingedämmt von umliegenden Organen ist, hat man mehr Zeit. Wenn man die Aorta mit einem EVAR Stent versorgen kann, haben die Patienten gute Chancen. Ein Stent ist ein Drahtgeflecht, das man über die Leiste in die Arterie einführt und mit einem Ballon aufbläst, sodass sich das Loch verschließt. Stents werden am Herzen eingesetzt, um den Durchmesser der Herzkranzgefäße zu vergrößern. In der Aorta meistens, um ein Aneurysma auszuschalten. Wenn das Loch so verschlossen werden kann, ist das gut.

Wenn im Notfall die Operation ›offen‹, also mit langem Bauchschnitt gemacht werden muss, liegt die Wahrscheinlichkeit zu sterben bei etwa

30 Prozent. Das ist so hoch wie die Wahrscheinlichkeit, bei einer Runde Schnick, Schnack, Schnuck zu gewinnen.

In unserem Fall muss offen operiert werden, und der Patient wird noch mit seiner eigenen Kleidung in den OP gefahren. Er ist sehr bleich, was bedeutet, er hat schon viel Blut verloren. Doch er kann noch sprechen, was heißt, er hat noch einen Blutdruck. Die Kleidung wird in Windeseile aufgeschnitten und das Monitoring – Blutdruckmanschette, EKG-Elektroden und Pulsoxymeter – angebracht.

Ich frage Kirstin, was ich tun kann oder soll. Zu Hause versorge ich solche Patienten allein, hier weiß ich nicht, wo die Medikamente und Utensilien sind. Sie sagt mir, dass ich ein Medikament verdünnen soll. Ich weiß weder, wo das Medikament ist, noch welche Dosierung sie von mir als Standarddosierung will. Der Anästhesie-Technician, also der Anästhesiepfleger, hilft mir bei den einfachsten Dingen. Ich komme mir sehr blöd und wenig hilfreich vor. Ungefähr so, als stünde ich vor einer Tür, auf der ›Ziehen‹ steht, und ich drücke.

Wir leiten die Narkose zusammen ein, und es wird eine Blutschlacht. Der eigentlich sehr gute Gefäßchirurg hat Probleme, das Gefäß abzuklemmen, damit die Blutung zum Stillstand kommt. Die Aorta reißt immer wieder ein, und das Blut spritzt teilweise bis an die OP-Leuchten. Das ist selten. Wir haben am anderen Ende zu kämpfen, um das Blut, das unten herausspritzt oben wieder in den Patienten zu transfundieren. Am Ende hat der Patient 42 Blutkonserven und andere Blutprodukte bekommen und überlebt. Trotz Anfangsschwierigkeiten haben wir ihn gemeinsam retten können. Der Patient hat nicht nur die OP überlebt, sondern Wochen später das Krankenhaus auf seinen eigenen Beinen verlassen. Auch das ist selten.

Als ich aus völlig verschwitzt aus dem Saal komme, kommt Sally den Gang entlang: »Na, da hast du dich ja selbst gut eingearbeitet! Danach, glaube ich, brauchst du vom Akut-Saal nicht mehr viel zu sehen. Morgen kommst du in den Kreißsaal.«

Als ich nach Hause komme, fragt meine Frau, wie es war.

»Blutig«, sage ich, »und bei dir?«

»Ich wäre beinahe verhaftet worden.«

Na, das fängt ja gut an.

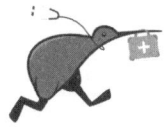

DER ERSTE EINKAUF

Wir hatten uns schon vorweg im Internet informiert, wo und wie schnell man ein Auto kaufen kann, und haben uns dann am ersten Tag für einen Mitsubishi-Kombi entschieden. Ein Traumauto für viele Familien. Junge Väter finden Kombis sexy und würden sich für die gleiche Summe, die der Kombi kostete, niemals, gesetztenfalls das wäre möglich, einen Sportwagen kaufen. Niemals. Ich kenne keinen Familienvater, der bei Kollegen nicht stolz seinen Kombi vorzeigt und bei dem sich die Freunde nicht darum reißen, wenigstens einmal damit zum Ikea fahren zu dürfen. Aber so ist das nun mal: Die einen haben es, die anderen eben nicht.

Und ich habe jetzt einen gebrauchten 2006 Mitsubishi-Galant-Kombi. Für fünftausend Neuseelanddollar. In Bordeauxrot. So passt er wenigstens zu meinem Nachnamen. Und abgesehen davon ist ein Mitsubishi ein zuverlässiges Fahrzeug. Er hat uns immer gute Dienste geleistet, und es muss ja einen Grund dafür geben, dass er das beliebteste Fahrzeug im Nahen Osten ist. Ein weißer Mitsubishi-Transporter oder Pick-up ist das für Sprengstoffanschläge am häufigsten verwendete Fahrzeug, weltweit. Ich habe nichts dergleichen vor, ich möchte nur die Einkäufe für die Familie transportieren und das Land erkunden.

Heute ist erst mal meine Frau Margit mit Einkaufen dran. Sie fährt zu New World in Island Bay. New World ist der EDEKA in Neuseeland. Er ist überall vorhanden, und er scheint die einzige Supermarktkette zu sein. Es gibt noch den Pak'n Save, der Name ist Programm, das ist eher der ALDI, zu dem man fährt, wenn man die Federung seines Kombis oder Pick-ups mit der Menge der Einkäufe testen will. Pak'n Save, deshalb weil man die Einkäufe *selbst* einpackt, anstatt sie einpacken zu lassen. Das spart Personal und wirkt sich auf die Preise aus.

Der New World ist in der Nähe, und Margit will nur das Nötigste einkaufen: Milch, Kaffee, Cornflakes. Bei unserem Nachwuchs herrscht gute Stimmung. Um den Einkauf zu verkürzen, dürfen die Kinder im Auto sitzenbleiben, wenn sie einverstanden sind. Sie sind es. Die wenigen Sachen im Supermarkt sind schnell zusammengesucht, da gibt es eine Durchsage: »Der Fahrer des Wagens mit dem Kennzeichen XY wird dringend zu seinem Fahrzeug gebeten.«

Wird dringend zu seinem Fahrzeug gebeten. Wenn man sein Auto einen Tag hat, kennt man sein Kennzeichen meistens nicht auswendig, und doch hat Margit den Eindruck, es könnte sich um unser Auto handeln. Sie zahlt und geht zum Auto. Am Auto angekommen, schreien die Kinder von innen, und vor dem Auto steht eine Frau und die beginnt Margit anzuschreien. Sie behauptet, das sei illegal und sie hätte schon die Polizei gerufen! Margit versteht nicht, was genau illegal ist, da die Frau so aufgeregt und so schnell redet. Überhaupt muss sie jetzt gehen, steigt ins Auto und fährt von dannen. In der Ausfahrt kommt ihr ein Polizeiauto mit Blaulicht entgegen, das in den Parkplatz zum Supermarkt einbiegt. Unbehelligt kommt sie zu Hause an und erzählt der Nachbarin, die auch vom Einkaufen kommt, was ihr passiert ist.

Die Nachbarin stutzt kurz und fragt: »Du hast die Kinder *wirklich* allein im Auto gelassen?«

»Ja, war ja nur kurz, zum Milchkaufen ...«

»Das ist in Neuseeland absolut verboten. Kinder unter 14 Jahren dürfen niemals unbeaufsichtigt bleiben. Nicht zu Hause und schon gar nicht im Auto. Die Frau hat deswegen die Polizei gerufen, und wenn sie dich erwischt hätten, hättest du wirklich Ärger bekommen. Das ist kein Kavaliersdelikt hier. Da kommt ganz schnell das Sozialamt vorbei.«

Wieder was gelernt, weniger als eine Woche hier und schon fast im Knast gelandet.

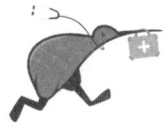

MOVEMBER

Wir kamen am 28.11. in Neuseeland an. Mit großen Augen saugten wir alles auf, was für die kommenden Monate unsere Heimat sein sollte. Was mir als Erstes auffiel, war die offensichtlich in den Siebzigerjahren hängengebliebene Art der Gesichtsbehaarung der Männer. Mindestens die Hälfte hatte einen Schnurrbart. Das war BEVOR der Hipster eine weltweit bekannte Figur wurde. Kommt alles wieder, oder bleibt es einfach?

Von den Bartträgern besaßen davon wiederum die meisten einen sogenannten ›Handle-Bar‹, einen Trucker-Schnurrbart, einen echten Lemmy, benannt nach Lemmy Kilmister (R.I.P.) von Motörhead. Es dauerte ein ganzes Jahr, bis ich herausfand, dass der November in Neuseeland im Zeichen des Schnurrbarts steht und den Untertitel Mo-vember trägt: ›Mo‹ für Moustache –Schnurrbart. Zum edelsten Zweck überhaupt: um Geld für die Krebsforschung zu sammeln. Das Ganze kommt ursprünglich aus Australien, ist inzwischen ein globaler Trend und funktioniert so: Am 1.11. jeden Jahres lädt man ein Foto von seinem glattrasierten Gesicht auf die dazugehörigen Website movember.com hoch. Dann lässt man sich den ganzen Monat lang einen Schnurrbart wachsen. So weit, so einfach.

Die Regeln dafür sind, dass es kein Vollbart wird, dass der Bart unter der Unterlippe nicht den Bart darüber berühren darf. Es muss ein Schnurrbart sein. Sodann kann man seinen Fortschritt im Laufe des Monats mit neuen Bildern zeigen. Wo aber kommt dabei das Geld her? Durch Spenden; und zwar spendet man für die »schönsten« Mos auf der Website.

Als es nach einem Jahr wieder so weit war und ich langsam mitbekam, was sich in den Gesichtern meiner Arbeitskollegen abspielte, kam es zu folgendem Gespräch:

»Wieso eigentlich Schnurrbärte?«

»Weil es um Prostatakrebs geht.«

»Aha.«

»Und die Schnurbärte sollen für Aufmerksamkeit dafür sorgen.«

»Okay. Aber warum Schnurrbärte?« Ich bin zwar hartnäckig, aber nicht besonders schlau.

»Weil nur Männer eine Prostata haben und nur Männer sich schöne Schnurrbärte wachsen lassen können.«

»Aha. Nur Männer können sich Schnurrbärte wachsen lassen?«

Ich habe in meinem Leben schon vieles gesehen, und eine Frau mit Bart war nicht das Ungewöhnlichste davon.

»Nein, das nicht, aber nur Männer können sich *schöne* Mos wachsen lassen.«

»Das leuchtet mir ein ...«

»Und außerdem ist es eine wunderbare Gelegenheit, die Frau zu ärgern, ohne dass sie etwas dagegen sagen kann, weil es sich ja um einen guten Zweck handelt ...«

Kiwis haben einen herrlichen Humor. Ein Jahr später fuhr ich mit einem Patienten in den Aufwachraum, als ich an der geöffneten Tür eines OP-Saals vorbeikam. Drinnen stand Garry, ein Engländer, mit dem ich mich angefreundet hatte, da wir einen ähnlichen Humor hatten. Ich hatte ihn durch Nachtdienste und unterschiedliche Schichten schon länger nicht mehr gesehen. Jetzt bot sich mir ein völlig veränderter Garry dar. In seinem Gesicht, so in der Mitte, klebte ein imposanter Schnurrbart, der ihn so aussehen ließ, als sei er ›Sir‹ Garry und Kapitän in der Royal Air Force. Es fehlte nur ein Barett und eine Uniform, und er hätte sofort das Kommando wo auch immer übernehmen können. Erstaunlich, wie viel so ein paar Haare ausmachen können.

Ich sah ihn an und sagte: »Du hast da was im Gesicht!«

Er sah mich an und erwiderte: »Du auch, ein stattliches Stück!«

Das war von ihm höflich gelogen. Mein Mo war ein echter ›Porno-Balken‹, wie aus einem billigem ›Film‹ der Siebzigerjahre, wie Nic, der Nurse- Manager, seit einer Woche jeden Tag laut bemerkte, wenn ich den Aufwachraum betrat. Oft fügte er hinzu: »Und ich liebe deutsche Pornos, ihr Deutschen seit soooo was von seltsam, aber geil!«

Nein, es gibt kein Bild von meinem Schnurrbart.

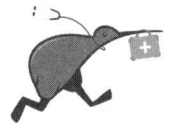

VORHÄNGE

Dass die Fenster in Neuseeland häufig nur einfachverglast sind, habe ich schon erwähnt. Aus diesem Grunde haben die normalen Fenster außer Gardinen meist noch zusätzlich dichte Isolationsvorhänge. Dass die *wirklich* für die Isolation gedacht sind, war uns anfangs nicht klar. Unser Haus oben am Berg muss eher wie ein Leuchtturm ausgesehen haben, da die Häuser um uns, sobald es dunkel wurde, alle Schotten dicht machten und nur wir leuchteten. An das Wasser an den Innenseiten der Fenster am nächsten Morgen haben wir uns langsam gewöhnt. Eine echte Hilfe in der Übergangszeit, bis wir kälteunempfindlicher wurden, war eine Heizdecke. Es überraschte mich selbst, dass ich mich einmal freuen würde, mich auf eine Ganzkörperheizdecke zu legen. Doch in ein warmes, vorgeheiztes Bett zu steigen und sich wie ein Hund einzurollen, kann etwas zutiefst Gemütliches haben. Vor allem, wenn der Wind pfeift und das Haus ein wenig wackelt.

Aber dass die Vorhänge so dicht waren, hatte noch einen anderen Grund. Neuseeland ist nicht dafür bekannt, sehr freizügig zu sein. Mädchen tragen auch mit drei Jahren alle einen Badeanzug oder Bikini. Am

Strand kann man Touristen und Kiwis an den Badeklamotten auseinanderhalten. Badeanzug oder besser Wetsuit bedeutet: Kiwi. Badehose oder Bikini: Tourist. Auf dem Weg zum Schwimmbad fragte ich, ob unsere vier Jahre alte Tochter ein Oberteil bräuchte, und wurde dabei so angesehen, als wollte *ich* ›unten ohne‹ durch die Fußgängerzone laufen.

»Auf alle Fälle, das geht sonst gar nicht!«

Dankenswerterweise sagte uns das Cathrin, eine Nachbarin, die uns direktes Feedback auf direkte Fragen gab. Das widerspricht der sonst so sprichwörtlichen Höflichkeit der Neuseeländer.

Das Konzept einer textilfreien Sauna ist undenkbar.

In Deutschland hatten wir unsere Wohnung vermietet an eine neuseeländische Lehrerin aus Auckland. Wie es der Zufall so will. Am Anfang bekamen wir eine E-Mail von ihr, in der sie nach dichteren Vorhängen fragte. Warum? Sie seien so durchsichtig. Tatsächlich waren sie nicht wirklich durchsichtig, doch im Verhältnis zu den doppelt isolierten Vorhängen in Neuseeland nicht hundert Prozent blickdicht.

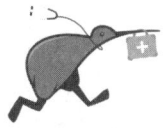

ZEIT SPIELT KEINE ROLLE

Einer der größten Unterschiede zwischen Deutschland und Neuseeland in der Medizin ist, dass Zeit eine völlig andere Dimension hat.

Am eindrücklichsten fiel mir das auf, als ich eine Woche im herzchirurgischen OP eingeteilt war. Barry, der Chefarzt und ein sehr erfahrener Herzchirurg, begann die Operation am offenen Herzen. Der Brustkorb war geöffnet, und das Herz lag vor ihm bereit für seine Kunst. Dabei bemerkte er, dass es ein Problem gab. Der Eingriff würde wesentlich komplexer werden als erwartet und geplant. Es gibt verschiedene Möglichkeiten, mit der Situation umzugehen und das Problem zu lösen. Diese bedürfen einer genauen Planung. Normalerweise. Hier lag, wie gesagt, der Patient mit aufgestemmten Rippen und dem Herzen frei sichtbar vor ihm. Was tun? Barry wollte eine gute Entscheidung treffen, keine schnelle. Er sagte dem Anästhesisten, dass er sich mit seinem leitenden Oberarzt kurz besprechen müsse. Er legte ein paar feuchte Bauchtücher auf den Operationssitus und ging hinaus.

»Ich bin in zwanzig Minuten zurück«, sagte er, nachdem er seinen Assistenzarzt angewiesen hatte, auf den Patienten aufzupassen. Der zuständige Herzanästhesist ging mit Barry zur Besprechung auf einen Tee. Ich stand da und schaute den indischen Assistenzarzt über das Tuch, das Anästhesie und OP-Feld trennt, hinweg an.

»Passiert das öfters? Also, dass die rausgehen und sich besprechen?«

»Ich weiß es nicht, ich bin auch neu hier«, sagte er.

Wir sahen uns ratlos an. Das war für beide von uns neu. Nach etwa zwanzig Minuten kamen die anderen wieder.

»Ich weiß jetzt, was ich mache«, verkündete Barry.

Das ist ja schön, dachte ich mir. Die Vorstellung, dass ein Chirurg während der OP den Saal verlässt, um in Ruhe über das weitere Vorgehen nachzudenken, ist so abstrus und unvorstellbar in Deutschland, dass mir die Worte fehlten. Dabei ist es genau die richtige Entscheidung. Allerdings geht das nur, wenn der Mensch und nicht die Uhr die Entscheidung trifft. Das stelle ich immer wieder fest.

Ähnlich geht es mir, als an einem anderen Tag der OP-Manager in unseren Saal kommt und fragt, wer schon eine Ablöse zum Mittagessen hatte. Es hatten nur wenige vom anwesenden Personal schon gegessen.

»Dann machen wir nach der OP Pause, und ihr geht alle zum Mittagessen.«

Sie haben richtig gehört. Die ganze OP-Mannschaft macht gleichzeitig Pause, und der OP ruht währenddessen. Das ist in Deutschland so unvorstellbar wie eine Mittagspause bei einem Formel-Eins-Rennen. So fühlt man sich sonst im OP. Der OP kostet am meisten, wenn er nicht genutzt wird – ähnlich wie beim Flugzeug. Das heißt, jede Minute OP-Zeit wird ausgenutzt. Dort, wo finanzieller Druck herrscht und es das Ziel der Politik ist, Krankenhäuser über diesen Druck zu schließen, muss das so sein. In Neuseeland ist das etwas anderes.

In Deutschland messen wir pro OP dreizehn verschiedene Zeiten, die dann in Relation zueinander gesetzt werden. So kann man am grünen Tisch sehen, wo Verbesserungspotenzial für die OP-Auslastung besteht. Dazu zählen Zeiten wie Anästhesiebeginn und OP-Freigabe: So lange dauert die Anästhesieeinleitung. Kann man das nicht schneller machen? Die OP-Freigabe und Beginn des Lagerns: Warum war der Operateur nicht schon da? Warum dauert das Lagern so lange? Schnitt bis Naht: So lange dauert die OP. Das ist seltsamerweise nie ein Thema. Es dauert immer so lange, wie es dauert. Die anderen Abläufe müssen optimiert werden. Naht bis Schnitt: So lange dauert der Wechsel zum nächsten Patienten. Immer wieder eine Diskussion. Da muss man doch schneller werden können!

Trauriger Höhepunkt ist die Maßgabe für die OP-Freigabe durch die Anästhesie zu Beginn des Tages. Die Benchmark ist 08:00 Uhr. Bis 08:03 Uhr wird im Wochendurchschnitt toleriert. Wenn die Freigabe im Schnitt später als 08:04 Uhr erfolgt, wird darüber diskutiert, woran das gelegen haben könnte.

In Neuseeland – zumindest, als ich dort angefangen habe – haben wir folgende Zeiten für das OP-Management gemessen: keine.

Dann wurde begonnen, zu messen, ob die OP-Säle gegen 17:00 Uhr fertig wurden, und welche Abteilung regelmäßig überzieht. Keine Spur von: Hier ist eine Minute zu viel oder zu wenig. Meistens zu viel. Manchmal denke ich, in Deutschland sind wir nicht nur von Uhren abhängig, wir würden uns sogar Zeit oder, noch besser, Pünktlichkeit intravenös spritzen, wenn wir könnten, um davon high zu werden.

Ein Wort, das ich in Neuseeland auch noch nie gehört habe, ist Burn-out – ob das damit zusammenhängen könnte? Wer weiß das schon, ich nicht, ich muss jetzt weg. Um darüber nachzudenken, habe ich keine Zeit.

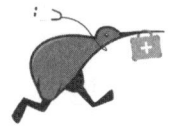

ALL BLACKS

Um im Krankenhaus alles kennenzulernen, bin ich im ersten Monat fast täglich in einer anderen Abteilung eingeteilt. Begonnen wird mit der Geburtshilfe und dem Kreißsaal. Ein von vielen Anästhesisten heiß und innig geliebter Tätigkeitsbereich. NICHT. Geburtshilfliche Anästhesie und alles was damit zusammenhängt, wirkt auf viele Anästhesisten polarisierend. Wobei die Pole nicht gleichmäßig fünfzig-fünfzig verteilt sind, sondern eher neunzig zu zehn Prozent. Und die zehn Prozent sagen »Geburtshilfe macht mir wirklich Spaß!« Die anderen sagen: »Das nächste Krankenhaus, in dem ich arbeite, darf keine Geburtshilfe mehr haben!« Sogar in den Anzeigen im *Deutschen Ärzteblatt* wird bei Stellenausschreibungen für Anästhesisten erwähnt, wenn das Haus *keine* Geburtshilfe hat. Woher kommt das? Zum einen durch die Situation, in die man gerufen wird. Für die werdende Mutter ist das oftmals – zumindest bei Erstgebärenden – der bisher wichtigste Tag in ihrem Leben. Zweitens läuft gerade alles nicht so, wie sie sich das vorgestellt hat. Wenn ich komme, dann soll sie eine Periduralanästhesie oder einen Kaiserschnitt bekommen. Eine Periduralanästhesie oder Spinalanästhesie ist ein Verfahren, um die untere Körperhälfte schmerzunempfindlich zu machen. Man sticht mit einer sehr dünnen Nadel in den Rücken und spritzt ein Lokalanästhetikum, ähnlich wie beim Zahnarzt, das die Nerven betäubt. Je nach Konzentration kann man dann für die Dauer der Wirkung die Beine nicht bewegen, oder man kann sogar noch herumgehen, bei einer sogenannten ›Walking PDA‹. Sogenannt, weil ich in 20 Jahren, die ich geburtshilfliche Anästhesie mache, noch nie eine Frau gesehen habe, die damit tatsächlich gelaufen ist. Wenn die Schmerzen weg sind, schlafen viele erst mal kurz ein. Lust zu laufen hat in dieser Situation niemand. Bei einer PDA wird zusätzlich noch ein kleiner Plastikschlauch an die Nerven gelegt, über den man weiter Lokalanästhetikum geben und so die Wirkung der Betäubung über den gesamten Verlauf der Geburt ausdehnen kann. Bei größeren Bauchoperationen wird der Schlauch oft über mehrere Tage liegengelassen, um postoperative Schmerzen zu behandeln.

Aber zurück zur werdenden Mutter: Die Frau befindet sich in einer emotionalen und körperlichen Extremsituation. Und jetzt läuft es auch noch nicht nach Plan – wie auch immer der vorher ausgesehen hat. In dem Zusammenhang bemerkenswert sind eigens für den Tag laminierte Geburtspläne. Das heißt nicht, man solle den Tag der Geburt nicht planen. Der Wert eines Plans liegt in der Beschäftigung mit der Situation, bevor sie eintritt. Nicht darin, dass dann alles so verläuft, wie frau es sich gedacht hat.

Das ist die Situation der Frau. Dazu kommt noch die Hebamme. Hebammen und Anästhesisten verbindet die Geburt. Das ist meistens schon alles. Der Blickwinkel der Hebamme ist der, dass die Geburt ein völlig natürlicher Prozess ist, der seit Tausenden von Jahren mit ihrer Hilfe in den allermeisten Fällen erfolgreich abläuft ohne den störenden Einfluss von Medizinern, die prinzipiell erst mal das Kranke sehen. Zweitens gibt es vereinzelt Hebammen, die es als persönliches Versagen ihrerseits ansehen, wenn die Mutter eine PDA braucht oder gar einen Kaiserschnitt. Sie sehen alle Geburten, bei denen wir nicht gebraucht werden. Wir sehen nur die, bei denen wir gebraucht werden und bei denen es Komplikationen gibt. Deshalb ist unser Blickwinkel auf diesen Moment, in dem wir uns alle in einem Kreißsaal treffen, völlig verschieden.

Apropos mein Blickwinkel: Für die Mutter ist es der wichtigste Tag ihres Lebens, sie hat Schmerzen, die sie sich vorher nicht vorstellen konnte. Nichts ist so, wie sie es haben wollte. Auch die Hebamme hatte ohne mich geplant. Und ich? Ich bin gerade um drei Uhr morgens aus unruhigem Schlaf geweckt worden und will hier nicht sein. Für meine dreitausendste PDA. So aufregend. Ich bin offensichtlich kein besonders empathischer Mensch. Das sind die Freuden der Geburtshilfe. Damit es nicht langweilig wird, ist der Kreißsaal in Wellington groß. In Deutschland sind tausend Geburten pro Jahr in einem Krankenhaus viel. Zweitausend sind sehr viel. Das Krankenhaus in Wellington hat fünftausendfünfhundert pro Jahr. Bei siebzehn Kreißsälen und einem eigenen OP für die Notkaiserschnitte gibt es bei der Wurffrequenz tagsüber vier Anästhesisten und nachts zwei, nur für den Kreißsaal.

Damit ich mich in dem Bienenstock zurechtfinde, komme ich da als Erstes hin. Tagsüber, erst mal. Eine der Hebammen sagt mir, dass es eine PDA zu legen gibt. Und nimmt mich mit in den Kreißsaal. Drinnen eine Maori-Frau, jung und hübsch. Erstaunlich ruhig für ihre Wehen. Und daneben ein Mann. Und was für einer. Ich bin eins vierundachtzig, nicht schmächtig, und wirke wie ein Hänfling gegen ihn. Über eins neunzig, durchtrainiert, nur Muskeln, Maori-Tattoos an beiden Oberarmen, über denen das T-Shirt spannt. Lange schwarze Rastalocken. Das ist der erste Maori, den ich aus der Nähe sehe, und ich bin beeindruckt. Ich denke mir: Wow, sehen die alle so aus? Die beiden begrüßen mich sehr freundlich.

Die Hebamme stellt mich vor: »Das ist Mark, er kommt aus Deutschland, das ist sein erster Tag!«

Ich mag dich auch. »Das ist *nicht* mein erster Tag. Da ist mein erster Tag *hier*. Ich habe das schon mal gemacht.« Das ist nicht mein erstes Mal. Eher das dreitausendste. Das sage ich dann allerdings nicht mehr.

Die Hebamme grinst und geht raus. Zusammen mit der Anästhesieschwester lege ich der werdenden Mutter eine Nadel an der Hand und dann eine PDA. Es läuft alles sehr glatt. Sie sitzt vorbildlich ruhig, während ich in ihren Rücken steche, und ich unterhalte mich dabei mit den beiden, die reges Interesse an Deutschland zeigen – und an meinen Motiven, in ihr Land zu kommen und hier zu arbeiten. Wirklich freundliche Leute, denke ich mir. Als ich mit allem fertig bin, sage ich ihnen, dass es jetzt circa 45 Minuten dauert, bis die PDA volle Wirkung zeigt, und dass ich solange in der Nähe bleiben werde. Als ich vor den Kreißsaal trete, empfängt mich eine Meute aufgeregter Hebammen. Sieben oder acht stehen vor der Tür, es kommt mir vor wie am Bühnenausgang eines Rockkonzerts.

»Weißt du eigentlich, wer das ist? Wessen Frau du da gerade eine PDA gelegt hast!?«, fragt eine.

»Nein, woher auch?«

»Du bist kein Rugby-Fan, oder?«

»Nein ...«

»Das ist einer der Nationalspieler Neuseelands, einer der All Blacks!«

Mir fällt das Gesicht runter. Das ist in Europa vergleichbar damit, als hätte ich gerade Viktoria Beckham eine PDA gelegt.

Ich gucke ungläubig und sage: »Ich dachte, alle Maori sehen so aus ...«

Hysterisches Gelächter auf Seiten der Hebammen Und ja, ich habe nachher ein Foto mit ihm gemacht. Das hat ihn gefreut. Ach so, bei der Geburt ging auch alles gut.

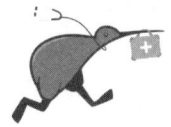

SIMULATION

»Seine Herzfrequenz ist 180 pro Minute. Wie ist der Blutdruck?«

»Der Monitor misst noch ...«

»Der braucht zu lange, um den Blutdruck zu messen. Fühl den Puls an der Leiste!«

»Ich kann keinen Puls fühlen.«

»Der Patient hat eine instabile Tachykardie und keinen Puls. Hol den Defibrillator und bring die Elektroden an!«

»Was kann die Ursache sein? Der Patient ist ganz rot am Oberkörper. Ich glaube, er hat einen allergischen Schock auf das Antibiotikum, das er bei der Narkoseeinleitung bekommen hat, oder auf ein anderes Medikament.«

»Zieh ein Milligramm Adrenalin auf und spritze 500 Mikrogramm i. V.«

»Die Herzfrequenz ist noch sehr schnell, aber ich kann wieder einen Blutdruck ertasten!«

»Okay, danke alle zusammen. Gehen wir nach nebenan und besprechen alles.«

Der Patient bleibt auf dem OP-Tisch liegen und die Techniker kommen in den OP-Saal, um aufzuräumen. Wir setzen uns im Nebenraum hin.

»Mark, du zuerst, wie war es für dich?«

»Ich bin gut reingekommen und fand es sehr realistisch.«

»Wie war es für die anderen?«

»Vielleicht sehen wir uns einfach noch einmal ein paar spezielle Momente an.«

Ich bin im Simulationszentrum und habe gerade meine erste Anästhesie-Simulationssession als ›Hot seat‹ hinter mir. Der ›Hot seat‹ ist derjenige, der in einem Szenario die Hauptverantwortung trägt. Aber was ist Simulation überhaupt?

Piloten müssen mindestens zweimal im Jahr in einen Flugsimulator und dort Notfälle üben. Dabei werden sie gefilmt, und danach wird ihre Performance besprochen und bewertet. Mediziner, speziell Anästhesisten, haben ein ähnliches Arbeitsumfeld wie Piloten. Zumindest gibt es viele Parallelen. Beide arbeiten in einem hoch technischen Umfeld mit Monitoren, Anzeigen und Werten, die es zu verstehen und interpretieren gilt. Die Zeit ist ein kritischer Faktor. Wenn etwas schiefgeht, muss man schnell handeln, um das Leben des Patienten zu retten. Und man kann die meisten Probleme nicht allein lösen, sondern braucht Hilfe von anderen. Außerdem gibt es relativ häufig kritische Situationen oder Notfälle. Es gibt Zwischenfälle, wie in der Luftfahrt, die selten sind. Wenn sie eintreten, hat man nur wenig Zeit, sie zu erkennen und zu behandeln. Aus diesem Grunde gibt es auch für Anästhesisten Simulatoren. Der ›Patient‹, der auf dem OP-Tisch liegt, ist eine Puppe. Diese kann viel. Sie kann atmen, man kann den Puls an 16 Stellen fühlen, man kann die Atemgeräusche abhören. Sie kann ferner die Pupillengröße verändern, sie kann schwitzen, weinen und über einen Lautsprecher sprechen, wenn das nötig ist. Und vieles mehr. Der OP-Raum in einem

Simulationszentrum ist eingerichtet wie ein richtiger OP. Außerdem hat er eine verspiegelte Wand wie bei einem Verhörraum der Polizei – okay, das weiß ich nur aus dem Fernsehen –, und das ganze Geschehen wird von drei bis vier Kameras aus den verschiedenen Perspektiven aufgenommen. Anschließend wird das Szenario besprochen.

Ein Szenario läuft so ab, dass es ein Briefing für den ›Hot Seat‹ gibt:

»Du sollst bei Mr. Big eine Narkose machen, er hat einen akuten Blinddarm, der raus muss. Er ist 47 Jahre alt, hat keine relevanten Vorerkrankungen und nimmt keine Medikamente.«

Der Anästhesist wird ein paar Fragen stellen und dann zögerlich anfangen, da er ja weiß, dass gleich etwas Schreckliches passieren wird. Dann fängt er an, es passiert etwas Schreckliches, und er muss die Situation beherrschen und dabei sein Team führen. Nachher wird das genau mithilfe von Videoanalyse in einem Debriefing aufgearbeitet. Dabei wird besprochen, welches medizinische Problem auftrat, ob es erkannt und ob es richtig behandelt wurde. Gleichzeitig – und das hat einen mindestens genauso großen Anteil in der Analyse – wird besprochen, wie die Soft Skills, das Crew Ressource Management (CRM) war. CRM ist alles, was dazu beiträgt, eine kritische Situation zu bewältigen, aber nicht technisch bzw. medizinisch relevant ist. Das bedeutet Teamführung, Situationsbewusstsein, Aufgabenmanagement, Entscheidungsfindung und Kommunikation als wichtigste der ›Essential Skills‹. Das Bindeglied all dieser Faktoren ist die Kommunikation. Alles medizinische Wissen ist nutzlos, wenn ich mein Team nicht dazu bringen kann, mich zu unterstützen oder zu tun, was ich will.

Ein Szenario dauert circa 20 Minuten und die Nachbesprechung ungefähr doppelt so lange. Der Lerneffekt ist maximal. Mehr lernen als bei der Simulation geht nicht, da man Fehler macht und diese anhand von Videoaufnahmen analysiert und selbst darüber reflektiert. Es gibt so etwas wie eine Lernpyramide, wie gut man Neues behält – je nachdem, auf welche Art und Weise man es beigebracht bekommt. Ein Frontal-vortrag, so wie meistens in der Schule oder oft auch in der Uni, zählt zu den schlechten Methoden. Am nächsten Tag (!) haben die Lernen-den 70 Prozent des Stoffes vergessen, und nach einer Woche wissen sie nur noch 5 Prozent von dem, was ihnen jemand erzählt hat. Besser ist es, wenn sie selbst etwas zu dem Thema sagen. Noch besser, wenn sie es sich selbst erarbeiten müssen, und sogar noch besser, wenn sie es selbst tun müssen. Also nicht nur darüber reden, sondern es wirklich tun. Und am besten, wenn sie es anderen erklären müssen. Simulation vereint all das. Hinzu kommt die Tatsache, dass wir besser lernen, wenn der Stoff emotional aufgeladen ist. Wenn wir stärkere Emotionen da-mit verbinden. Vor seinen Kollegen Fehler zu machen und diese dann mithilfe der Videoaufnahme zu besprechen, gehört sicher dazu – glau-ben Sie mir. Simulation ist also die beste Möglichkeit, etwas zu lernen, viel besser als wir das in Schule oder Universität tun. Warum haben Sie wahrscheinlich noch nie davon gehört? Weil es sehr teuer ist und man nicht jeden Stoff so vermitteln kann. Hier haben wir eine Betreuung von eins zu zwei, also einen Trainer auf zwei Ärzte, ein Studio mit Kameras und teurem Equipment, außerdem haben wir alle einen Tag frei dafür. Dass man das nicht jede Woche machen kann, ist klar.

In Wellington steht das älteste medizinische Simulationszentrum der südlichen Hemisphäre. Seit 1996 werden hier Ärzte und Schwes-tern trainiert. Hauptsächlich Anästhesisten und Intensivmediziner. In neuerer Zeit kamen auch Gynäkologen und Hebammen sowie Notfall-mediziner dazu.

Dabei sprechen wir immer von ›High-Fidelity-Simulation‹, wenn es ein Team-Training mit echtem Szenario gibt, mit Videonachbe-sprechung. Was es in dem Zentrum auch gibt, ist ein ›Skill-Training‹. ›Skill-Training‹ bedeutet, eine handwerkliche Fertigkeit, so oft zu üben, bis sie sitzt. Wie zum Beispiel einen venösen Zugang – eine Nadel –

an einem künstlichen Arm in eine Vene schieben, bis man sicher sein kann, dass der Krankenpfleger oder die junge Ärztin das auch an einem Menschen tun kann. So würde man sich das wünschen: dass man die Tätigkeiten, die den Patienten ungewollt verletzen könnten, zuerst an nicht Lebenden übt.

Dass das nicht so ist, wissen Sie vielleicht. Alles was ich in dieser Art und Weise lernen musste, habe ich direkt am Patienten gelernt – und in den allermeisten Fällen ist das auch heute noch so. Vor nicht allzu langer Zeit musste ich in Deutschland selbst ins Krankenhaus. Für die Infusion, die ich bekommen sollte, brauche ich eine ›Nadel‹, einen venösen Zugang, über den die Flüssigkeit ins Blut laufen kann. Ich habe das sicher schon über 10.000-mal selbst gemacht, eher öfter. Heute soll ich selbst eine bekommen. Der junge Student, der gerade sein praktisches Jahr absolviert, kommt ins Zimmer mit den dafür notwendigen Utensilien. Er hat etwas vergessen, geht raus und kommt wieder rein. Meine Venen auf den Händen und Unterarmen gleichen Fahrradschläuchen, wie man manchmal sagt, an manchen Stellen, groß genug, um die größtmögliche Nadel sicher und zweifelsfrei mit verbundenen Augen darin zu versenken. Wie die Bayern sagen würden, ›a gmahde Wiesn‹. Kein Problem also. Auch nicht für einen blutigen – hier im wahrsten Sinne des Wortes – Anfänger. Ich halte ihm meine Arme hin. Er staut die Venen mit einem Stauschlauch. Jetzt treten die Adern noch weiter hervor. Er setzt die Nadel an und versticht. Er sticht daneben.

Ich schaue ihn an. Er schaut mich an.

»Das tut mir sehr leid!«

Ich denke kurz nach und frage ihn: »Wie oft hast du das schon gemacht?«

»Ganz ehrlich?«

»Ja, ganz ehrlich, bitte.«

»Das ist das erste Mal ...«, sagt er kleinlaut.

»Das tut mir auch leid für dich«, sage ich. »Willst du lernen, wie das richtig geht?«

»Ja ...«

»Gib mir deinen Arm, ich lege dir jetzt eine Nadel und zeige dir, wie das geht, und dann darfst du mir noch eine legen.«

Er guckt kurz ungläubig und gibt mir dann seinen Arm. Ich zeige dem armen Tropf, dem das anscheinend noch nie jemand gezeigt hat, den niemand angeleitet hat, wie das geht. Danach legt er mir problemlos eine Nadel, und ich bekomme meine Infusion.

Auf einem Simulations-Kongress war ich einmal in einem Schieß-simulator der Bundeswehr. Dort konnte ich die verschiedenen Waffen vor einer Leinwand ausprobieren. Für mehr Realismus haben die sogar einen Rückschlag mit Pressluft. Nach ein paar Szenarien, bei denen ich ausnahmslos *neutralisiert* wurde – bei Computerspielen heißt das realistischer ›You died!‹ –, fragte ich den Ausbilder: »Muss eigentlich jeder Soldat zuerst den Umgang mit den Waffen im Simulator üben, bevor er scharf schießen darf?«

»Selbstverständlich!«, sagte er mit voller Überzeugung.

Ich antworte: »Sie würden überrascht sein, wie das in der Medizin ist ...«

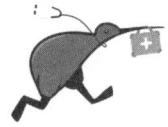

BIER TRINKEN

»Mark, du kommst aus Deutschland, aus München, du musst bei uns unbedingt gutes Bier trinken!«, ruft Brian, der Leiter des Simulationszentrums nach meiner ersten Session bei ihnen und fügt hinzu: »Nach der Arbeit gehen wir ins Hashi-go-zake, kommst du mit?«

»Natürlich komme ich mit!«

Wobei ich mir insgeheim denke: Gutes Bier, hier? Aus Australien kenne ich Victoria und XXXX, und beides steht amerikanischer Maisgülle in nichts nach. Was werden sie hier schon zu bieten haben? Im Hashi-go-zake angekommen – klingt eher wie eine Sake-Bar, denke ich mir –, steht das Motto der Bar unter dem Namen: ›No crap on tap!‹ Kein Scheiß am Zapfhahn! Na, das klingt ja schon mal ganz gut. Haski-go-zake liegt im Keller mit niedriger Decke und roten Backsteinwänden. Gefällt mir. Brian sagt: »Ich nehme ein Double IPA, was willst du?« Ein was? Ich schaue auf die Karte, die erleuchtet über der Bar hängt, es gibt:

- Brown Ale
- Old English Ale
- Golden Ale

- Stout
- Black Stout
- Oat Meal Stout
- Belgian Stout
- Belgian Tripple
- Barley Wine
- Berliner Weiße
- Pale Ale
- Double IPA

IPA bedeutet India Pale Ale, wie ich später erfahren sollte.

Und das waren nur die Biere vom Fass. Und zwar nur die Richtungen, die Styles. Aus der Flasche gibt es wesentlich mehr Sorten, so circa 200. Außer Berliner Weiße kenne ich weder Brauerei noch Art der Biere.

»Ich nehme das Gleiche, was du nimmst!« Die Antwort, die immer passt, wenn man keine Ahnung hat, was man nehmen soll, weil man sich nicht auskennt, und die genau das transportiert. Es stellt sich heraus, ich habe nicht die geringste Ahnung von Bier, ich kenne nur Helles (Lager), Dunkles und Weißbier, und das ist es schon. Und das obwohl ich in der Stadt gewohnt habe, die sich Welthauptstadt des Bieres schimpft. Den Titel führt sie *nicht* zu Recht. Es wäre ungefähr so, als gäbe es in München nur Riesling und Burgunder, und München würde sich Welthauptstadt des Weines nennen. Ich bin entsetzt. So viel Unwissen, das kann ich nicht auf mir sitzen lassen. Es gibt für mich so viel zu lernen und zu trinken. Das Double IPA ist eine Offenbarung beim ersten Schluck. Das ist untertrieben. Die Komplexität und unterschiedliche Noten konnte ich mir bei einem Bier nicht vorstellen. Es schmeckt fruchtig *und* bitter. Wie geht das bei einem Bier überhaupt? Die Sorte India Pale gab es bis vor kurzem in Deutschland nicht, weil wir es als Kolonialmacht nicht weit gebracht haben. Wir waren nie in Indien die Unterdrücker, sodass es nicht nötig war, ein Bier extra für die Kolonien zu entwickeln. Damit das Bier auf der monatelangen Reise nicht verdarb, brauten die Engländer das Pale Ale mit einem höheren Alkoholgehalt – bis zu 9 Prozent sind nicht ungewöhnlich. Außerdem haben sie dann, bevor das Fass zugeklopft wurde, zusätzlich ein paar Handvoll Hopfen hineingeworfen. Hopfen hat antibiotische Qualitäten, wie ich erfahre, und sorgte für eine bessere Haltbarkeit. Außerdem wird es so im Fass noch mal über Wochen kalt ›gehopft‹. Hopfen verleiht dem Bier den bitteren Geschmack. Durch die längere Kontaktzeit mit dem kalten Gesöff werden zusätzlich mehr Bitterstoffe und mehr von den Fruchtaromen gelöst, sodass ein IPA Duftnoten von Zitrone, Grapefruit, Mandarine und sogar Mango haben kann und dabei gleichzeitig wesentlich bitterer ist als ein deutsches Pils. Gemessen wird das in IBU. Nicht Ibuprofen, die man danach braucht, sondern in Internationalen Bitter Units, die den Alphasäure-Anteil im Bier messen. Ein normales Helles hat 0 bis 20 IBU, ein Pils bis 30, IPA fängt bei 40 an und geht teilweise bis 90 IBU. Durch die Fruchtnoten bleibt es dabei trinkbar und hat einen komplexen Geschmack, gegen den ein normales Helles nicht anschmecken kann. Ich bin begeistert. Das Bier in meiner Hand hat 8 Prozent, wie ich schnell feststelle, als wir innerhalb kürzester Zeit beim zweiten Pint angelangt sind, da in Neuseeland wie in England ›Runden‹ getrunken werden. Der Erste bestellt (und bezahlt) für alle eine Runde. Der Erste, der ausgetrunken hat, bestellt und bezahlt die nächste Runde. Das heißt, je nach Größe der Gruppe zahlt man nur ein oder zweimal am Abend eine Runde und gibt dabei so viel Geld aus, wie wenn man nur für sich allein den ganzen Abend zahlen würde. Die Geschwindigkeit, mit der getrunken wird, hängt so immer am schnellsten Trinker. Deshalb bekommt man schon deutlich schneller sein nächstes Bier, als man trinken würde, wenn man seinem eigenen Tempo folgen würde. Das wiederum führt zu ... Sie können es sich denken.

Aber es ist ganz anders. Ja, schnelles Trinken führt eher zu einem Kater als gemütliches. Das stimmt. Schnelles Trinken führt eher dazu, dass einem der Alkohol zu Kopf steigt. Und genau das kann einem in Neuseeland schnell zum Problem werden. Und zwar, weil es dort verboten ist, ›intoxicated persons‹ – Menschen, bei denen sich die Wirkung von Alkohol zeigt – weiteren Alkohol zu geben. Wie bitte? Ja, und das Gesetz, das dies regelt – der ›Alcohol Act 2012‹ –, ist da sehr genau, was die Definition von ›beeinträchtigt‹ angeht. Jeder, der zwei oder mehr der folgenden vier Bedingungen erfüllt, darf nichts mehr zu trinken bekommen und muss die Lokalität verlassen:

- beeinträchtigte Erscheinung,
- beeinträchtigtes Verhalten,
- beeinträchtigte Koordination oder
- beeinträchtigte Sprache.

Ich stelle mir vor, wie das gesamte Oktoberfest geschlossen wird oder ganze Fußballstadien –beeinträchtigtes Verhalten und beeinträchtigende Erscheinung, von Sprache ganz zu schweigen. Oder gleich ganze Bundesländer. Die ganze Schweiz? Ich zweifele kurz an meiner Entscheidung, nach Neuseeland zu ziehen.

Man muss mir angesehen haben, dass ich mit irgendetwas hadere. Brian, von dem ich die Informationen habe, sagt: »Mach dir keine Sorgen, wir sind ganz normale Menschen, wir lernen nur, uns besser zu beherrschen.«

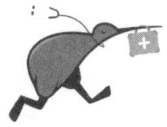

SCHATZ, DIE ERDE HAT SICH BEWEGT

Neuseeland ist Teil des Ring of Fire, das ist keine Anspielung auf den Johnny-Cash-Song und auch kein Ausdruck für Hämorriden. Der Ring of Fire, auch Pazifischer Feuerring genannt, ist ein Kreis aus Vulkanen, der den Pazifik umgibt und auf dem fast alle Vulkane liegen, die im Holozän ausgebrochen sind. Holozän ist das Erdzeitalter, in dem der Mensch erschienen ist und immer noch lebt. Kurz: Hier qualmt und ruckelt es hin und wieder. Hin und wieder bedeutet täglich. Auf dem Ring im Allgemeinen und in Neuseeland im Besonderen. Und täglich bedeutet mehrmals pro Tag. Am Tag, an dem wir ankamen, gab es ein Erdbeben der Stärke 4,9. So eines steht in Deutschland in der Zeitung. Hier erscheint das weder in den Nachrichten, in einer Zeitung, noch wird darüber bei der Arbeit gesprochen. Warum nicht? Bei circa 14.000 (!) Erdbeben pro Jahr lohnt sich das nicht. Ich weiß inzwischen, wie dämlich ich gewirkt haben muss, als ich am nächsten Tag bei der Arbeit versuchte, ein Gespräch darüber anzufangen. Das verlief so:

»Gestern gab es ein Erdbeben!«

»Mhm...«

»Ich habe das gespürt!«

»Mhm...«

»Hast du das auch gespürt?«

»Mhm...«

Verwirrt ging ich weiter und konnte nicht verstehen, warum das kein Gesprächsthema war. Ich probierte es noch mal mit jemand anderem. Mit dem identischen Ergebnis. »Mhm...« Inzwischen weiß ich, unter 6,0 braucht man gar nicht anzufangen. Das Krankenhaus in Wellington steht genauso wie das TePapa, das Nationalmuseum, auf ein Meter dicken Gummipfeilern und soll bis 9,0 komplett erdbebensicher sein. Die vielen Erdbeben erklären die verbreitete Holzbauweise der Häuser. Ein Holzhaus wackelt bei einem Erdbeben halt ein bisschen, das war es dann aber auch – sehr praktisch. Jetzt versteht man, warum bei jeder einzelnen Fortbildung oder bei jedem Vortrag die ersten Worte nach der Begrüßung lauten: »Die Notausgänge befinden sich hinten links und rechts. Der Sammelplatz liegt vor dem Haus.«

Mittlerweile weiß ich, welche verschiedenen Arten von Erdbeben es gibt. Das hat mir der fünfjährige Nachbarsjunge erklärt. Es gibt »rauf und runter«, es gibt »seitwärts« und es gibt eine Mischung aus beidem. Und dass Erdbeben gefährlich sind, wenn sie nahe an der Oberfläche sind oder wenn sie im Meer sind und eine Hoch- und Runterbewegung machen, weil sie dann Tsunamis auslösen können – kluger Junge! Außerdem hat er mir erklärt, dass wir hier oben am Bergkamm zwar vor Tsunamis relativ sicher sind anders als die Schule, die im roten Tsunamibereich liegt, doch dass wir dafür die Gefahr von Landslides – Erdrutschen – bei einem Erdbeben haben. Der Vater des Jungen wiegelt ab. Sein und unser Haus sind auf Grundgestein gebaut, die Gefahr von Landslides fängt erst zehn Meter weiter hinten an. Total beruhigend!

Auch dass meine Kinder auf eine Schule gehen, die im roten Tsunamibereich liegt. An der Happy Valley Road. Ja, diese Straße liegt genau auf der ›fault line‹: Störungslinie. Störung bedeutet: Hier treffen sich die Indo-Australische Platte und die Pazifische Platte. Deshalb gibt es da ein Tal. Es ›rumst‹ aber nur alle paar Tausend Jahre so richtig. So sagt man. 200 Meter vor meiner Haustür, 50 Meter vor der Schule meiner Kinder. Jetzt bin ich wirklich beruhigt. Wir wohnen in einem Holzhaus, das schon eine Isolierung hat. Dass Häuser isoliert werden müssen, ist in Neuseeland erst seit 2007 Pflicht. Bis dahin konnte man auf eine einfache Lage Bretter die Tapete kleben. In diesen Häusern, von denen es noch sehr viele gibt, ist es nachts wirklich kälter als draußen. Da Zentralheizungen nicht wirklich verbreitet sind, sondern oft ein Gas-Kamin im Wohnzimmer die einzige Heizquelle im Haus darstellt, ist es schon mal üblich, im Winter in der Daunenjacke in der Wohnung zu sitzen.

Dazu kommt der Wind. Wir sagen ›Wind‹ oder ›Sturm‹. Das stimmt so nicht. Oder ist maßlos übertrieben. In der ersten Nacht, in der wir in unserem Haus am Kamm schliefen, es war der 2. November, wehte es etwas. Es hat eine Zaunlatte weggeweht. Sicher, die war wahrscheinlich schon vorher locker, doch für mich war das ein handfester Orkan. Da unser Haus, wie viele andere, ›Single Glazing‹-Fenster hat. Keine Doppelscheiben, nur eine Lage Glas. Die Temperatur ist daher nicht nur innen wie außen gleich, sondern bei dem Lüftchen biegt sich das Glas hin und her. Am nächsten Tag habe ich versucht, mich über den ›Sturm‹ zu unterhalten.

»Welchen Sturm?«

»Na, den gestern. Er hat uns eine Zaunlatte weggeweht!«

»Ach, du meinst die Brise! Ja, das ist hier ganz normal und nichts Besonderes, hier geht die Luft immer ein bisschen, eine Brise halt.«

Ich sehe ihn an und versuche das ›Ich hör nur Mimimimi‹ zu fassen, das er mit Sicherheit denkt. Sagen würde er das nicht, dazu sind hier alle zu höflich. Es ist mir peinlich. Erst das Erdbeben, jetzt der Wind. Offensichtlich sind die hier härter im Nehmen.

Neuseeländer kaufen gerne Trampoline für ihre Kinder, damit diese sich den Unterarm brechen können, wenn sie runterfallen. Deshalb kaufen sie die natürlich nicht wirklich, aber die Menge an gebrochenen Unterarmen von Kindern, die vom Trampolin gefallen sind, ist krass. Es vergeht kein Dienst, ohne dass einem fünf- oder sechsjährigen Jungen der Arm in Narkose eingerenkt werden muss, bevor er seinen Gips bekommt. Und die Ursache ist, dass er entweder vom Trampolin oder von den Monkey-Bars gefallen ist. Monkey-Bars sind Griffe, an denen man sich auf dem Spielplatz entlanghangeln kann. Wenn man den nächsten Griff verfehlt, fällt man auf den ausgestreckten Arm und es knackst. Das nur nebenbei. Die Trampoline müssen immer wieder nachgekauft werden, da sie von der Brise gerne mal durch die Straßen geweht werden, wie diese Strohballen in Westernfilmen. Es ist erstaunlich, woran man sich alles gewöhnen kann. Nach zwei Jahren konnte ich kleineren Erdbeben, die man deutlich spüren kann, die Richtung zuweisen, aus der sie kamen – also, wo das Epizentrum war. Wenn es ein Erdbeben ist, das eine Seitwärtsbewegung auslöst, kann man tatsächlich, wenn man auf dem Boden sitzt, die Richtung spüren, aus der der Ruck kommt. Dann kann man auf der Website, die alle Erdbeben in Neuseeland verzeichnet, nachsehen, wo es herkam und ob man richtig liegt. Die Website ist www.geonet.org.nz und als Erstes – noch vor der Karte, die die Erdbeben der letzten Stunde (!) anzeigt mit Tiefe, Stärke und Epizentrum – gibt es einen Button, den man drücken kann, der heißt ›Gefühlt?‹. Nützlich ist das nicht, nur lustig. Daneben wird der Alarm-Level der vulkanischen Aktivität angezeigt. Der letzte größere Ausbruch war 2001. Wenn wir jetzt nachts aufwachen, weil das Haus wackelt, warten wir ein bisschen. Wenn es länger als zwei Minuten dauert – das Wackeln, nicht was Sie denken –, dann ist es die ›Brise‹, und wir schlafen beruhigt wieder ein.

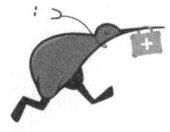

HUND AM STRAND

Ich gehe barfuß am Strand von Lyall Bay spazieren. Der Stadtteil und die Bucht sind bekannt für guten Surf und das Maranui Café. Viele Surfer aus Wellington kommen hierher, um den Wellen zu frönen. Direkt neben der Landebahn des Flughafens. Das ist ein besonderer Spot. Die Flugzeuge landen parallel zu den Surfern. Ein Freund wohnt hier mit seiner Familie. Er arbeitet für das NIWA, das National Institute of Water and Atmospheric Research. Alles, was mit Wasser und Atmosphäre zu tun hat und wenn es um Katastrophen geht, geht das NIWA an. Es kümmert sich unter anderem darum, dass die Tsunamikarten und Fluchtwege aktuell sind. Dieses Institut veröffentlicht die Tsunamiwarnungen, wenn es ein Seebeben gab. Obwohl mein Freund dort arbeitet und die Gefahren genau kennt, hat er ein Haus in der roten Tsunamizone, in Lyall Bay, gemietet. Schließlich will er schnell am Strand sein. Ein Surfer eben. Manchmal geht er morgens vor der Arbeit und in der Mittagspause noch mal kurz surfen. Der Strand ist zweigeteilt. Es gibt den Teil mit dem Maranui Surf und Lifesaving Club, zu dem das Café gehört. Hier wird unter anderem geschwommen – wem das pazifische Wasser mit 16 Grad nicht zu kalt ist. Und den Teil, in dem hauptsächlich gesurft wird, näher am Runway. Auf dieser Seite gibt es Schilder am Strand, die ›Woof Woof‹ als Aufschrift haben und auf denen ein Hund zu sehen ist.

Immer wenn es ein Schild gibt, das auf irgendetwas hinweist oder etwas verbietet, gibt es einen Grund dafür. Das habe ich gelernt. Manchmal ist das offensichtlich. Ein Blitz, der Strom darstellt, und ein Totenkopf auf der Tür zu einem Hochspannungskasten erklären sich von selbst. Andere Schilder erschließen sich einem nicht sofort. Bei uns in der Arbeit im Krankenhaus gab es eine Vielzahl von Schildern. Eines ist mir in Erinnerung. Es befand sich bei dem Wagen, wo die Anästhesisten ihre Medikamente und Materialien im OP aufbewahren. Es heißt: ›Den Anästhesisten nicht stören, wenn er Medikamente vorbereitet.‹ So ähnlich wie das ›Mit dem Busfahrer während der Fahrt nicht sprechen‹. Das ergibt Sinn. Die Wahrscheinlichkeit, dass ein Medikamentenfehler passiert – falsches Medikament, falsche Dosis, falscher Verabreichungsweg, falscher Zeitpunkt – ist 1:124 in der entwickelten Welt. Das gilt auch für Deutschland. Es bedeutet gleichzeitig, dass ich als Anästhesist jede Woche, auch wenn ich sehr aufpasse, einen Medikamentenfehler mache. Die meisten sind harmlos und bemerkt man gar nicht. Oft, wenn ich das einem anderen Arzt erzähle, kommt: »Niemals! Ich mache sicher nicht so viele Fehler.« Falsch. Du bemerkst es nur nicht. Damit mache ich mich meistens unheimlich beliebt, doch die Beobachtungsstudien dazu sind eindeutig. Seitdem ich die kenne, fallen mir selbst mehr auf. Machen Sie sich aber keine Sorgen, es ist gar nicht so leicht, Ihnen ernsthaften Schaden zuzufügen. Anästhesie ist trotzdem sehr sicher. Meistens. In England haben Schwestern auf den Normalstationen deshalb, wenn sie die Medikamente für die Station ›stellen‹, das heißt vorbereiten, Westen an, auf denen auf dem Rücken groß steht: ›Sprich mich nicht an, ich bereite Medikamente vor!‹ In Deutschland fehlt das Bewusstsein dafür völlig. Ein Zustand, der sich irgendwann ändern wird, wie ich hoffe.

Wenn es ein Schild gibt, gibt es einen Grund dafür. Neben einem Paternoster habe ich mal ein Schild gesehen, auf dem ein Mensch zu sehen war, der zwischen einer Mülltonne und dem Fahrstuhl mit dem Kopf an der Fahrstuhldecke eingeklemmt war, da die Mülltonne an einem Stockwerk hängen geblieben war, nach hinten in den Aufzug kippte und so den Menschen zwischen sich und dem weiter nach unten fahrenden Fahrstuhl quasi köpfte. Ich frage mich, wie oft das passiert ist, damit man eigens ein Schild dafür angefertigt hat. Daran und an das niedliche Hundeschild denke ich, als ich weiter am Strand entlanggehe und plötzlich das Gefühl habe, in eine Nacktschnecke zu treten. Nur dass sich die Nacktschnecke zwischen meinen Zehen nach oben schiebt und dabei ein schmatzendes Geräusch macht. Wo es ein Schild gibt, gibt es einen Grund dafür. Ich sehe nach unten und verstehe, was das Schild mit dem Hund bedeutet.

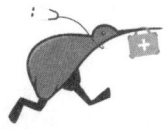

JEDER KENNT JEDEN

Neuseeland ist ein kleines Land, wenn es um die Bevölkerung geht. Die Fläche ist der Deutschlands ähnlich, nur dass Neuseeland länger ist. Auf der Fläche, auf der wir circa 82 Millionen Menschen beherbergen, gibt es in Neuseeland nur 4,8 Millionen. Das ist gerade mal Berlin mit Umland, verteilt auf die Fläche von ganz Deutschland.

Trotz der größeren Entfernungen kennt jeder jeden. Professor Milgram hat 1960 ein Experiment durchgeführt, das unter dem Namen ›six degrees of separation‹ bekannt ist. Bei Milgrams Experiment wurde ein Brief wahllos an Menschen in Nebraska verschickt, mit der Bitte, ihn weiterzuleiten an jemanden, der den Zielempfänger in Boston kennen könnte. Es stellte sich heraus, dass nach durchschnittlich nur sechs Weiterleitungen der Brief ankam. Deshalb die Schlussfolgerung: Wir kennen uns alle um sechs Ecken.

Wiseman hat den Versuch in England wiederholt, und siehe da, es waren nur noch vier Weiterleitungen nötig, um ein Paket um die Welt zu schicken Wenn es stimmt, dass im digitalen Zeitalter jeder Mensch mit jedem anderen nicht mehr um sechs Ecken, sondern nur um vier

Ecken verknüpft ist, dann habe ich den Eindruck, dass es in Neuseeland noch weniger Schritte sind.

Gerade im Land, machen meine Frau und die Kinder einen Ausflug nach Christchurch, das nach dem Erdbeben von 2011 leider ohne Church dasteht. Und wen treffen sie da? Martin, den deutschen Mann einer Kollegin, die wir vor Kurzem in Wellington kennengelernt haben.

Ich löse als Locum – Honorararzt – in Whangarei, dem nördlichsten Zipfel Neuseelands, einen deutschen Kollegen ab, der in München arbeitet und dessen Oberarzt dort mit mir studiert hat. In Invercargill, dem südlichsten Krankenhaus, werde ich von einem Deutschen aus Stuttgart abgelöst, und wir haben ebenso gemeinsame Bekannte, die sich auch für Simulation interessieren und stark machen.

Meine Schwiegermutter Judith horcht auf, als sie in Queenstown in einem Sportgeschäft der deutschen Nationalmannschaft im Snowboarden zuhört. Die Jungs unterhalten sich lautstark auf Bayerisch über Spermaproben. Judith erkennt den oberbayrischen Akzent, den sie sogar ihrem Heimatort zuordnen kann, und sagt zum Erstaunen der Sportler: »Passt's a bisserl auf, I versteh euch fei ganz guad!«

Der Schreck ist aber nur von kurzer Dauer. Schnell erkennt der Trainer meine Schwiegermutter, da er nur zwei Straßen weiter im Chiemgau aufgewachsen ist. Welche Stadt ist vom Chiemsee weiter entfernt als Queenstown?

Als wir als Familie einen Ausflug nach Cape Reinga machen, stehen wir plötzlich vor Lee, einem Nachbarn von uns in Wellington, aus dem Happy Valley, dessen Kinder auf die gleiche Schule gehen wie unsere. Lee ist Radio-DJ und legt abends auch im Boogie Wonderland auf, einer inzwischen leider geschlossenen Disko in Wellington, die hielt, was der Name verspricht. Man kann sie noch in dem Kinofilm *5 Zimmer Küche Sarg* bewundern. Einem Film von Taika David Waititi, neben Peter Jackson einem der bekanntesten Filmemacher aus Neuseeland, der inzwischen auch Filme wie *Thor 3* gedreht hat und der für seinen speziellen Humor bekannt ist.

Lee hat auch großen Humor, wie er beweist, als wir zusammen ins Kino gehen. Wir gehen ins Embassy, das größte und edelste Kino in Wellington. Erbaut 1924, hat es einen ganz besonderen Charme. Als es abgerissen werden sollte, kaufte es Peter Jackson von kurzer Hand und großem Geldbeutel, ließ es renovieren und feierte dort die Weltpremiere von *Der Herr der Ringe: Die Rückkehr des Königs*. Dafür kamen schlappe 120.000 in die Innenstadt zum roten Teppich. Das Kino ist zwar groß, doch das war sicher zu viel. Die Sitze sind breit, weich, mit viel Beinfreiheit, und auf den 15 Zentimeter breiten hölzernen Armstützen sind mit Messingschildern die Premierenplätze der Filmcrew von *Der Herr der Ringe* verewigt. Ich sitze gerne auf Liv Tylers Platz, aber auch Viggo Mortensens oder Hugo Weavings Plätze sind sehr begehrt.

Während wir auf den Einlass warten, treffen wir in der Eingangshalle des Kinos eine südafrikanische Anästhesistin aus meinem Krankenhaus in Wellington. Sie ist mit ihrem Mann da und stellt ihn vor. Ich stelle Lee vor, und sie fragt: »Und woher kennt ihr euch?«

Lee zögert keine Sekunde und antwortet: »Aus dem Gefängnis!«

Das Gespräch ebbte daraufhin etwas ab, und ich habe das später nie aufgeklärt, da ich ein großer Freund und Anhänger des römischen Dichters Horaz bin, dem der Spruch nachgesagt wird, lieber einen Freund zu verlieren als einen guten Witz. Ich habe nicht viele Freunde.

Dass jeder jeden kennt, haben ein paar Franzosen unterschätzt, als sie am 10. Juli 1985 im Hafen von Auckland zwei Haftminen an der Rainbow Warrior, einem Schiff von Greenpeace befestigten, das dort ankerte, um gegen die französischen Atomversuche im Pazifik zu protestieren. Der Plan der Aktivisten war, sich mit dem Schiff in der Zone der Versuche aufzuhalten, um weitere Sprengungen zu verhindern. Eine Explosion gab es allerdings schon vorher, nämlich als die Haftminen der französischen Agenten explodierten und das Schiff von Greenpeace im Hafen von Auckland sank. Es starb ein Mensch dabei – und zwar ein Fotograf von Greenpeace, der sich aus dem Boot nicht mehr retten konnte.

Tauchen konnten die Franzosen. Was sie allerdings völlig falsch einschätzten, war die Möglichkeit, sich als Fremde in Neuseeland zu verstecken. Nach dieser verdeckten Aktion. Wie verdeckt kann eine Aktion wohl bleiben, bei der man zwei Bomben an ein Schiff klebt? Das war nicht nur verabscheuungswürdig, sondern zog auch noch das größte Aufsehen auf sich – weltweit und lokal. Von der Aufmerksamkeit her war das vergleichbar mit einem Schüler, der eine Packung Kaugummi in der Klasse öffnet. Plötzlich sehen alle hin, und es gibt keine Möglichkeit, davonzukommen.

Innerhalb kürzester Zeit waren zwei der, wie sich später herausstellte, sechs französischen Agenten gefasst. Die sich daraus entwickelnde diplomatische Krise, bei der Frankreich Neuseeland mit einem Handelsembargo auf Lammfleisch zu erpressen versuchte, wurde unter Vermittlung der Vereinten Nationen gelöst. Die beiden gefassten Agenten sollten eine zehnjährige Haftstrafe erhalten und diese auf dem französischen Hao Atoll verbringen. Beide wurden frühzeitig aus unterschiedlichen Gründen nach Frankreich geholt und kehrten nie wieder in das oder ein anderes Gefängnis zurück. Frankreich wurde vor den Vereinten Nationen Vertragsbruch bescheinigt und musste daraufhin ein paar Millionen an Greenpeace zahlen, ein paar Millionen an Neuseeland und 300.000 Euro an die Familie des Fotografen. Eine offizielle Entschuldigung gab es nur an Neuseeland, nicht an die Angehörigen. Fast alle Beteiligten behielten ihre Stelle bei der Regierung in Frankreich. Sie sind einer gerechten Strafe leider entgangen, allerdings haben sie lebenslanges Einreiseverbot nach Neuseeland – und das ist auch eine Strafe.

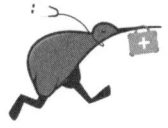

KAUFHAUS ODER COLCHOSE

Die Verantwortlichen in der Politik und im Gesundheitswesen eines Erste-Welt-Landes erzählen den Bürgern gerne die Geschichte, dass ihr spezielles Land das beste Gesundheitssystem der Welt hätte. Je nach Land wird diese Geschichte von den Bürgern unterschiedlich stark geglaubt.

Nehmen wir die USA. Auch dort wird von sich behauptet, das beste Gesundheitssystem der Welt zu haben. Und ja, in den USA gibt es so gut wie jede Therapie und Diagnosemöglichkeit, die es auf der Welt gibt. Nur nicht für jeden. Wenn man den Durchschnitt betrachtet, also wie die gesamte Bevölkerung versorgt wird, schneiden die USA eher wie ein besseres Dritte-Welt-Land ab. Dazu kommt, dass jedes Jahr dort viele Tausend Menschen Privatinsolvenz anmelden müssen, wegen der Krankenhausrechnungen. Das ist hart. Die ganze in sieben Staffeln produzierte TV-Serie *Breaking Bad* beruht darauf, dass sich der Chemielehrer Walter White die Therapie für seinen Lungentumor nicht leisten kann und deshalb anfängt, die Droge Crystal Meth herzustellen und zu verkaufen, um seine Behandlung bezahlen zu können. In Kanada oder

Deutschland wäre das eine sehr kurze Serie geworden. Eigentlich nur eine Folge.

»Sie haben Krebs.«

»Was kostet mich die Behandlung?«

»Äh, das zahlt Ihre Kranken-(Pflicht-)Versicherung.«

»Ach so, danke, ich dachte schon, ich müsste jetzt Drogenboss werden, um meine Rechnungen bezahlen zu können ...«

In England hören die Bewohner Ähnliches. Wir haben das beste Gesundheitssystem der Welt! Das National Health System ist das beste der Welt. Hier werden sogar Studien vorgelegt, die das beweisen sollen. Eigenartigerweise sehen das die Mitarbeiter des NHS ganz anders und schreien seit Jahren nach Reformen für das ihrer Meinung nach völlig marode System. In Deutschland ist es kompliziert, doch auch wir haben das beste Gesundheitssystem der Welt. Bei so vielen Superlativen werde ich immer misstrauisch. Natürlich ist es schwierig, als Politiker zu sagen: »Unser Gesundheitssystem ist ganz gut ... mehr oder weniger ... Hurra!«

Viel besser hört sich Folgendes an, was auch besser zu verkaufen ist: »Das System ist marode und braucht umfassende Reformen!«

Reformen durch Menschen, die noch nie in dem System gearbeitet haben und nie darin arbeiten werden. Beziehungsweise: »Das System ist super! Ich möchte nirgendwo anders behandelt werden!«, verkündet von Menschen, die keine Kassenpatienten sind und auch nie als solche behandelt werden möchten.

Wie funktioniert das System in Neuseeland? Es ist ein staatliches Gesundheitssystem, das dem NHS der Engländer nachempfunden ist. Allerdings glaubt hier niemand, dass das die Krone der Schöpfung wäre. Es funktioniert, mit den einen oder anderen Schwierigkeiten, und es hat Verbesserungsbedarf, dem unterschiedlich stark nachgekommen wird. Was bedeutet staatliches Gesundheitssystem? Es bedeutet, dass jedem Bürger Neuseelands medizinische Versorgung zusteht und der Staat dafür aufkommt. Krankenversicherung? Gibt es, ist aber freiwillig. Wer eine Krankenversicherung abschließt, ist quasi privat versichert und kann sich in den privaten Krankenhäusern versorgen lassen. Wer keine hat, bekommt das auch alles. Der einzige Unterschied ist: nicht so schnell. Wie in allen staatlichen Gesundheitssystemen, bei denen der Staat für die Gesundheitsversorgung aufkommt, wird halt nur das Nötige gemacht, versorgt und bereitgestellt. Das heißt im Klartext, wer eine neue Hüfte braucht wegen Arthrose, kann ein paar Monate bis zu einem Jahr darauf warten, dafür kostet es den Patienten nichts. Die Qualität ist in Neuseeland dabei sehr hoch. Wer privat versichert ist, kann die neue Hüfte schon nächste Woche haben. Die Privatversicherung in Neuseeland kostet im Jahr so viel wie meine hier in Deutschland in einem Monat. Genau genommen zahle ich in Deutschland monatlich sogar mehr als pro Jahr in Neuseeland. Dafür bekomme ich in Deutschland alles und sofort, egal ob es nötig ist oder bloß abgerechnet werden kann.

Zwischen 2001 und 2009 war Ulla Schmidt Gesundheitsministerin. Sie ist ausgebildete Kindergärtnerin. Man sieht, sie bringt die nötige Qualifikation mit, um eine Gesundheitsreform auf den Weg zu bringen.

Die Einzigen, die es seit der Geburtsstunde der Bundesrepublik schaffen, einen Vertreter ihres Standes als Minister zu haben, sind die Juristen. Justizminister ist immer ein Jurist. Klingt einleuchtend. Die Mediziner schaffen das nicht und haben den Salat. Das Ziel der Gesundheitsreform von Frau Schmidt war, durch die Einführung von marktwirtschaftlichen Komponenten Überkapazitäten bei der Versorgung abzubauen. Auf Deutsch: 20 bis 25 Prozent der Krankenhäuser in Deutschland zu schließen. Da das aber direkt heißt: ›Hier sind vier Krankenhäuser, davon schließen wir eins‹, und politisch niemals durchsetzbar wäre, sollen durch die Marktwirtschaft nur die überleben, die besser wirtschaften können als die anderen. Und so werden hoffentlich

20 Prozent der Krankenhäuser verschwinden, ohne dass ich als Politiker auf eines direkt mit dem Finger zeige und dafür verantwortlich gemacht werden kann. Bis dato wurden Krankenhäuser nach Verweildauer der Patienten bezahlt, das bedeutet: Je länger ein Patient im Krankenhaus liegt, desto mehr Geld bekommt das Haus von der Versicherung. Je mehr Betten eine Abteilung hatte, desto mächtiger war sie. Jetzt – das war 2004 – sollte alles anders werden. Von jetzt an sollten nur noch ›Fälle‹ abgerechnet werden. Das bedeutet, ein Patient, Verzeihung, ein ›Fall‹ mit einem Blinddarm bekommt eine Fallkostenpauschale. Und darin ist die gesamte Krankenhausdiagnose, Therapie, Operation und Verweildauer abgegolten. Es gibt eine Mindestverweildauer – damit wir den Patienten nicht sofort nach der Operation auf die Straße werfen können – und eine Maximalverweildauer. Wenn diese überschritten oder unterschritten werden, gibt es jeweils einen Abzug von der Vergütung. Wenn der Patient Zusatzerkrankungen hat, wie zum Beispiel Diabetes, dann wird das zu dem Basiswert hinzuaddiert. Das bedeutet für die Krankenhäuser, je kränker der Patient und je schneller er wieder zu Hause ist, desto mehr Geld gibt es. Um das zu erfassen, wurde die DRG (Diagnosis Related Group) nach dem Vorbild der Australier eingeführt. Diese hatten dieses System schon bald wieder für die Abrechnung abgeschafft, weil es ihnen ungeeignet erschien, und benutzen die DRG nur noch für Statistik. Die Kodierung der Diagnosen in das neue Abrechnungssystem ist ›Arztaufgabe und darf nicht delegiert werden‹, das steht so im Gesetzestext. Dort steht auch, dass dafür kein neues Personal eingestellt werden darf. Etwas anders hingegen haben sich die Krankenkassen verhalten. Diese haben für 1,2 Milliarden neues Personal eingestellt, um die neuen Rechnungen der Krankenhäuser zu prüfen, zu hinterfragen und dann gegebenenfalls abzulehnen. Das macht der Medizinische Dienst der Krankenkassen (MDK). Er überprüft, ob er die Krankenhausrechnungen anfechten kann. Ein Arzt, der

gut in MDK-Sitzungen ist und die Fälle, die eingereicht wurden, gut verteidigen kann, ist inzwischen mehr wert als ein Arzt, der gut operieren kann. Das sagte mir zumindest ein Chefarzt: »Einigermaßen gut operieren können Sie vielen beibringen, mit dem MDK streiten können nur wenige gut!«

Ich frage mich schon, woran das liegt und ob das die Aufgabe ist, auf die man sich als Arzt freut. Fassen wir kurz zusammen:

- Es wird von außen finanzieller Druck auf die Krankenhäuser aufgebaut, um einige zu schließen.
- Das Krankenhaus wird nach Fällen bezahlt.
- Die Fälle in das System eingeben (verschlüsseln) ist Aufgabe des Arztes.
- Je kränker der Patient, desto ertragreicher.
- Je mehr möglichst kranke ›Fälle‹ durchgeschleust werden können, desto eher überlebt das Krankenhaus.
- Der Markt wird es richten.

Das hat nur ein paar Denkfehler:

- Es ist kein wirklich *freier* Markt: Das Geld ist begrenzt durch die Einnahmen der Krankenkassen und gedeckelt.
- Es gibt nur eine bestimmte Anzahl an Erkrankten (›Fällen‹).
- Wir Deutschen sind so gut darin, möglichst effektiv und effizient zu arbeiten und unsere Prozesse immer mehr zu optimieren, dass 2004 nach Einführung so gut wie kein Krankenhaus geschlossen wurde, aber alle auf Kante so schnell und effektiv arbeiten wie nur möglich.
- (Chef-)Ärzte werden angehalten, die Fallzahlen zu steigern. Krankenhaus-Manager werden gelobt, wenn sie es schaffen, die Fallzahlen zu steigern. Das ist ihre Bonusbemessungsgrundlage: Können sie es schaffen, die Fälle zu steigern? Und dabei weniger ausgeben? Was ist im Krankenhaus das Teuerste? Das Personal. Wie kann ich am leichtesten, am einfachsten meine Bilanz geradeziehen? Indem

ich Personal einspare und abbaue. Indem ich die Stationen und Abteilungen dazu bringe, noch effizienter, noch effektiver zu arbeiten, mit noch weniger Menschen, die sich um Menschen kümmern. Das hatte ich noch nicht erwähnt: Zeit, für menschliche Zuwendung für ›Fälle‹ kommt im DRG-System nicht vor. Sie können nicht zusätzlich ›Zeit‹ eingeben. Zeit, die Sie lieber mit den Patienten verbringen würden als mit dem MDK. Zeit, die das Pflegepersonal bräuchte, um gewissenhaft und menschlich seine Arbeit zu erledigen.

Nach 16 Jahren hat auch die Politik mitbekommen, dass das nicht der richtige Weg war – nicht der richtige Weg, um Krankenhäuser zu schließen, wohlgemerkt – und jetzt haben sie sich zwei neue Ideen ausgedacht: Mindestzahlen und Mindestbesetzung. Beides sind von der Idee her gute und wichtige Ansätze! Doch werden beide nicht im Sinne von Qualität ins Spiel gebracht, sondern unter dem alten Gedanken: Wie schließen wir Krankenhäuser, ohne es selbst zu tun? Nachdem man jetzt jahrelang die Krankenhäuser gezwungen hat, immer mehr Personal in Pflege und Ärzteschaft abzubauen, um rentabel zu bleiben. In der ›Fallpauschale‹ ist beispielsweise *kein* Geld für die Ausbildung der Pflegekräfte oder Ärzte vorgesehen. Wer ausbilden will und dann mehr Zeit oder Personal braucht, hat eben Pech gehabt. Jetzt werden Mindestbesetzungen für Stationen gefordert. Wir brauchen einen Pflegeschlüssel, der Pflege überhaupt erst ermöglicht. Und auch Mindestfallzahlen von Operationen, die in einem Krankenhaus gemacht werden müssen, damit die Versicherung die Behandlung bezahlt, sind im Sinne der Qualität sinnvoll. Doch als Maßnahme, um kleine Häuser in die Insolvenz zu zwingen, ist es, ich sag mal: schade. So sieht es also in Deutschland aus.

Und in Neuseeland? Wenn ein Patient ins Krankenhaus kommt, dann wird geschaut, was notwendig ist – und nicht, was alles gemacht werden kann. Das sind zwei grundverschiedene Ansätze. Was wir in Neuseeland an einem ganzen Tag in einem Saal operieren, machen wir in

Deutschland am Vormittag. Das ist keine Übertreibung. Das muss so sein, sonst könnten wir als Krankenhaus nicht überleben. Es gibt wöchentliche OP-Sitzungen, bei denen die Schnittfreigabe, das ist die Zeit, in der der Anästhesist fertig ist mit der Narkoseeinleitung und der Chirurg anfangen kann, abzuwaschen oder zu lagern, diskutiert wird. Es gibt die zuvor erwähnte Benchmark: 08:00 bis 08:03 Uhr im Schnitt über die Woche ist in Ordnung. Darüber hinaus muss man sich rechtfertigen.

»Warum hat das in Saal X so lange gedauert?«

Immer wenn ein Vorwurf gemacht wird und es unterschiedliche Menschen gibt, die der Vorwurf treffen kann – zu Recht oder ungerechtfertigt –, dann wird gerne mit dem Finger auf die anderen gezeigt. Vor allen Dingen, wenn es dabei um Geld geht.

Diese Art von Sitzungen gibt es in Neuseeland nicht. Hier gibt es andere Sitzungen, die des ›Theatre Committee‹, des Operations-Komitees. Die Frage, die hier gestellt wird ist eher: »Die Wartelisten für die Herzoperationen sind zu lange, es sind uns schon wieder Patienten gestorben, die auf der Warteliste für eine Herzoperation standen. Wir brauchen mehr Kapazität.« So etwas kommt dann schon mal in die Zeitung: »Patienten auf Warteliste gestorben«, und dann wird von den Verantwortlichen in der Politik Geld in die Hand genommen, und es werden zusätzliche Kapazitäten geschaffen. Entweder indem Freiwillige für 200 Prozent ihres normalen Gehaltes am Wochenende einen zusätzlichen OP-Saal bedienen. In meiner Zeit in Neuseeland habe ich das sowohl für Hüftprothesen als auch für Herzoperationen erlebt. Oder indem in ganz dringenden Fällen die Patienten nach Australien geflogen und dort in privaten Krankenhäusern operiert werden, um die Warteliste in Neuseeland zu verkürzen.

Fassen wir zusammen: In Deutschland wird tendenziell zu viel operiert und gemacht, in Neuseeland tendenziell zu wenig. In welchem System möchte ich behandelt werden?

In einem, in dem schnell gemacht wird, was notwendig ist, ohne lange darauf warten zu müssen und ohne davon privatinsolvent zu werden. Wenn ich ein Gesundheitssystem gefunden habe, in dem das so ist, sage ich Ihnen Bescheid.

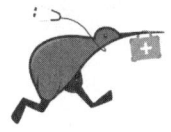

BURN TIME

Oft sind die Australier vorne, wenn es um Geld, Sport oder überhaupt um Errungenschaften auf der südlichen Halbkugel geht. Darauf sind sie sehr stolz. Bei einem traurigen Rekord haben die Neuseeländer Australien vor kurzem überholt. Slip, Slop, Slap and Wrap. Das ist der Slogan von NZ Sunsmart, einer Initiative der neuseeländischen Regierung, die zum Ziel hat, die Hautkrebsrate im Land zu verringern. So sieht also das Programm für einen selbst und die Kinder aus, wenn man an einem Sonnentag aus dem Haus geht, aber dazu später mehr. Neuseeland hat weltweit die höchste Melanom-Rate. Die Wahrscheinlichkeit, in Neuseeland ein Melanom zu entwickelten ist 1:50, in Australien 1:48 und in Deutschland 1:500. Ein Melanom ist der schwarze Hautkrebs. Sie nimmt allerdings auch bei uns zu. Für jemanden mit Hauttyp 1 bedeutet ›weiß‹ selten Bräune, aber häufig Sonnenbrand. Bei mir zusätzlich noch gerne Sonnenallergie, das ist dann eine ungute Kombination. Ich bekomme schon rote Flecken, wenn ich nur daran denke, und meine normale Sonnencreme hat Lichtschutzfaktor 30. Das wird hier als Mindestmaß angesehen. Ja, es gibt sogar auf allen Spielplätzen einen kos-

tenlosen Sonnencremespender mit LSF 50. Gesponsert von der neuseeländischen Krebsgesellschaft. Die wird sich etwas dabei gedacht haben.
Slip, Slop, Slap and Wrap. Das haben sie sich auch ausgedacht. Wenn
man an einem Sonnentag aus dem Haus geht mit T-Shirt, hat man das
Gefühl, als würden kleine Nadeln in die Haut auf den Unterarmen stechen, so intensiv ist die Sonne. ›Slip, Slop, Slap and Wrap‹ ist das Son-
nen-Mantra. Slip steht für ›slip on a shirt‹ und ›slip into the shade‹. ›Slop
on sunscreen‹ steht für richtig viel Sonnencreme, und zwar mindestens
LSF 30, besser 50 – und das 20 Minuten *bevor* man in die Sonne geht.
›Slap on a hat‹ bedeutet, der Hut mit Krempe muss die Ohren bedecken.
›Wrap on sunglasses‹ heißt, dass die Brille vor UV-Strahlung schützen
muss. Außerdem lohnt es sich, am Morgen einen Blick in die Zeitung
zu werfen. Dort steht, ähnlich wie in Kalifornien das Risiko für Wald-
brände angezeigt wird, eine analoge Anzeige. Diese zeigt die Burn Time
für den jeweiligen Tag an. Burn Time ist die Zeit, in der man sich in der
Sonne ohne Sonnenschutz aufhalten kann, bevor man einen Sonnenbrand bekommt. Wenn die Burn Time lang ist, sind das 20 Minuten.
Burn Time kann aber schon mal nur acht Minuten betragen. Und das
stimmt, wie ich aus leidvoller Erfahrung berichten kann. Also Sonnenbrand, nach dem sich die Haut schält, nach acht Minuten in der Sonne
ohne Sonnencreme. Macht man nur einmal. Oder vielleicht zweimal.
Ich mache meine Fehler immer gleich mehrmals hintereinander, um
auch ganz sicher zu gehen. Die Burn Time gilt übrigens auch, wenn
der Himmel bedeckt ist. Ein Fehler, den gerne Touristen oder frisch
nach Neuseeland gezogene Menschen wie wir machen. UV-Strahlen
gehen durch die Wolken. So orientieren sich übrigens die Bienen, die
UV-Strahlen und somit bei geschlossener Wolkendecke die Sonne sehen können. Aber das nur am Rande. Wahrscheinlich gibt es ein ›sun
seeking gene‹, ein Gen, das bei Menschen mit heller Haut dafür verantwortlich ist, dass wir uns nach der Sonne sehnen und uns für die

Vitamin-D-Produktion in die Sonne legen wollen. Als die Evolution das eingeführt hat bzw. als dieses Gen zu haben ein Evolutionsvorteil war, da gab es kein Ozonloch. Dass jetzt ausgerechnet hellhäutige Menschen gerne in das Land mit der höchsten UV-Belastung ziehen, wirkt sich hier nachteilig aus. Slip, Slop, Slap and Wrap. Ich habe einmal gelesen, dass man sich dann als erwachsen bezeichnen kann, wenn man beim Eincremen daran denkt, sich auch hinter den Ohren einzuschmieren. Slip, Slop, Slap and Wrap. Nach diesem Kriterium bin ich auf alle Fälle erwachsen, auch wenn mein Sohn mich hin und wieder freundlich, aber bestimmt darauf hinweist, dass ich »ein zehnjähriger Junge, gefangen im Körper eines alten Mannes« sei.

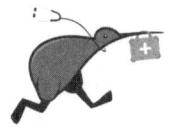

WHĀNAU

Die Familie ist in Neuseeland wichtig. Die Whānau, die Hapū und die Iwi sind integraler Bestandteil des Lebens. Whānau ist die kleinste Einheit der Familie und umfasst drei bis vier Generationen. Eine Whānau war früher selbstversorgend mit eigenem Fischfang und Jagdgebieten. Mehrere Whānau zusammen bilden eine Hapū, die kleinste politische Einheit bei den Maori, und mehrere Hapū nennt man Iwi. Iwi wird oft mit Sippe oder Stamm übersetzt. Die Maori-Häuptlinge, die den Vertrag von Waitangi unterschrieben haben, waren die Vorsteher der einzelnen Iwi.

Das Wort Whānau wird immer häufiger in offiziellen englischsprachigen Dokumenten benutzt und in der Umgangssprache ohnehin. Neuseeland ist offiziell zweisprachig, Maori und Englisch, und die Kinder lernen Maori in der Schule. Alle Ortsnamen sind zweisprachig ausgeschildert. Gesprochen wird Maori jedoch selten.

Die meisten Maori leben inzwischen in den Städten und haben damit häufig eine geringere Verbindung zur Großfamilie. In einer Volkszählung von 2006 konnten 16 Prozent derer, die sich als Maori bezeichneten, ihre Iwi nicht angeben oder kannten sie nicht. Das wurde als traurig empfunden. Aus unserem Blickwinkel betrachtet: Kennen Sie Vor- und Nachnamen Ihrer Urgroßeltern? Beziehungsweise wissen Sie, wo die lebten und welcher Familie sie angehörten? In Neuseeland könnten das 84 Prozent der Maori beantworten. Hierzulande würde mich ein zweistelliger Prozentsatz überraschen. Ich kann das zum Beispiel nicht – und das ist schade. Es bedeutet, dass ich und meine Familie in einer Notlage mit weniger Unterstützung rechnen können. Es ist völlig normal und selbstverständlich, dass eine ›Unterstützungs-Person‹ einen Patienten bis zum Einschleusen in den OP begleitet. Nicht nur Kinder. Und es ist ebenso völlig normal, für diese Aufgabe vom Arbeitgeber freizubekommen. Man unterstützt seine Familie, und das ist selbstverständlich.

In Deutschland nehmen die ambulanten Operationen zu. Ambulant bedeutet, dass der Patient noch am selben Tag das Krankenhaus verlässt. Eine Voraussetzung, um einen ambulanten Eingriff durchführen zu können, ist, dass es eine erwachsene Begleitperson gibt, die Sie nach Hause bringt und dann für Sie da ist. Und nein, das darf nicht der Taxifahrer sein, von dem Sie denken, er könne Sie nach Hause begleiten. Sie wären überrascht, wie oft es in Deutschland daran scheitert, dass die Menschen niemanden haben, kennen, oder organisieren können, der sie abholt und für den Rest des Tages bei ihnen bleibt. Das ist traurig. In Neuseeland war das nie ein Thema.

Es gibt noch einen weiteren Punkt, warum es für Maori im Zusammenhang mit Narkose interessant ist, seine Whānau bzw. Iwi zu kennen.

Als Capitan Cook Neuseeland entdeckte, blieb mindestens ein Seemann hängen. Was ihn genau bewogen hat, dortzubleiben, ob es das Land oder die Leute waren, wissen wir nicht. Was wir wissen, ist, dass er dort heiratete und zwei Kinder hatte. So weit müssen also die Neuseeländerinnen eine Rolle für sein vorzeitiges Verlassen des Schiffes eine Rolle gespielt haben. Die zwei Kinder waren ein Junge und ein Mädchen. Der Junge gab den Familiennamen Cook weiter. Das Mädchen den Familiennamen des Mannes, den Sie heiratete: Harvey. Heutzutage wäre das komplizierter, früher war zumindest das mit dem Namen einfacher. Und warum ist das jetzt für eine Narkose wichtig, dass ein Engländer desertiert ist? Er trug eine genetische Mutation mit sich, die eine sehr seltene Krise während einer Narkose auslösen kann, die Maligne Hyperthermie (MH). Das ist eine Erkrankung, die mit einem Gendefekt einhergeht, der die Muskeln im Falle eines auslösenden Faktors, einem Trigger, dazu bringt, sich so zu verkrampfen, dass die Muskeln absterben und der Mensch dann auch. Unbehandelt, wenn das Problem nicht schnell genug erkannt wird und die entsprechenden Gegenmaßnahmen eingeleitet werden, ist die Letalität circa 70 Prozent. Bei der richtigen und schnellen Behandlung nur 5 Prozent. Deshalb muss an jedem Ort, an dem Narkosen durchgeführt werden, das Gegenmittel gelagert werden. Das Mittel ist teuer und verfällt nach zwei Jahren. Das Krankenhaus bestellt dann ein neues und spendet die abgelaufenen Medikamente an das nahegelegene Anästhesie-Simulationszentrum, in dem dann dieser seltene Notfall mit Originalmedikamenten geübt werden kann. Die Wahrscheinlichkeit, dieses Gen zu haben, ist sehr gering. Machen Sie sich keine Sorgen! Außer Sie heißen Harvey oder Harwere oder Cook und wohnen in Neuseeland.

Ob man dieses Gen hat, kann man mit einer Muskel-Biopsie testen lassen. Dabei wird ein kleines Stück Muskel aus Ihrem Oberschenkel herausgeschnitten und dann dem Narkosemittel ausgesetzt. Ich erspare Ihnen den Rest, nur so viel: Der Test wird nur durchgeführt, wenn es wirklich wichtig ist – und nicht bei jedem.

Es gibt auch einen Gentest, der ist zwar nicht so genau, doch er erfreut sich in Amerika großer Beliebtheit bei Schweinefarmern. Warum das? Schweine sind uns ähnlich. Ich bin eines. Also vom chinesischen Sternzeichen her. Sonst nur beim Essen von Spareribs. Da uns die Schweine so ähnlich sind, können sie eben den Gendefekt für die Maligne Hyper-thermie (MH) in sich tragen. Schweine bekommen zwar nicht oft Nar-kose, doch kann die Krise auch durch extremen Stress ausgelöst werden. Wie zum Beispiel im Lastwagen auf dem Weg zum Schlachter. Die ar-men Schweine kommen dann tot dort an, und das Fleisch ist verdorben. Deshalb gibt es die größte Erfahrung mit den genetischen Tests für MH bei Schweinen, da die Farmer diese Tiere aus der Zucht ausschließen müssen. Eine Alternative dazu ist, kein Schweinefleisch zu essen. In Amerika keine Alternative.

Zurück in Neuseeland sitze ich in der Prämedikationsambulanz, und vor mir sitzt ein Patient. Ich sage: »Sie heißen Harvey mit Familien-namen?«

»Ja, keine Angst, ich bin nicht verwandt.«

Die wissen das, weil sie ihre Whānau und Iwi kennen.

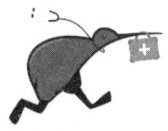

TREATY OF WAITANGI

Bei dem Telefoninterview hatte mir die Maori-Frau versprochen, mich mit den notwendigen kulturellen Informationen über Neuseeland und die Maori zu versorgen. Deshalb bekam ich relativ früh einen Tag »Maori-Kultur-Training«, bei dem ich mich ein wenig so fühlte wie beim Unterricht »politische Bildung« bei der Bundeswehr. Es sollte jedoch ganz spannend werden. Hier erfuhr ich alles Wissenswerte über die Staatsgründung und warum Maoris ein spezielles Verhältnis zu den Pākehā, den weißen Einwanderern haben. Der 6. Februar 1840 war ein besonderer Tag für Neuseeland. An dem Tag unterschrieben 45 Maori-Stammesfürsten einen Vertrag mit der Queen, die Neuseeland damit heim ins Reich, pardon, Commonwealth holte. Das war notwendig, da Neuseeland, das anfangs im Gegensatz zu Australien nicht im Fokus des Interesses der Queen lag, als Hafen für die Walfänger wichtig wurde, die in die Antarktis aufbrachen. Die Franzosen hatten ein Schiff geschickt, um Präsenz zu zeigen. Man fürchtete eine eventuelle Annexion. Russische und amerikanische Walfänger waren ebenfalls in Neuseeland präsent. Die Lage war unübersichtlich, es gab verschiedene Stämme und verschiedene Interessen. Von englischer Seite musste eine Lösung her, die die Krone befriedigte, ihre Vorherrschaft sicherte und den Franzosen zuvorkam. Außerdem gab es einen exzentrischen Siedler, Charles Philippe Hippolyte de Thierry, ein Niederländer, der sich darum bemühte, der erste König von Neuseeland zu werden. Mein Sohn sagt zurzeit immer: »Also, wenn ich Diktator wäre, würde ich im ersten Artikel des Grundgesetzes festschreiben lassen, dass jedes Gesetz eindeutig formuliert sein muss. Und im zweiten, dass jedes Gesetz die Worte ›vielleicht‹ und ›manchmal‹ und ›eventuell‹ enthalten muss.« So ähnlich muss es Hippolyte gegangen sein. »Wenn ich Diktator wäre, könnte ich ...«

Um dies zu verhindern, wurde ein Herr Lieutenant-Gouverneur William Hobson damit beauftragt, die Situation im Sinne der Krone zu lösen. Zuerst konnte er mit Überzeugungskraft und Diplomatie 30 Maori-Häuptlinge zu der Unterzeichnung einer neuseeländischen Unabhängigkeitserklärung bewegen. Das war 1834. Darin erklärte sich Neuseeland, vertreten durch die Häuptlinge, als unabhängige Nation. Da nicht alle unterschrieben hatten und da Hippolyte de Thierry weiterhin an seinen Königplänen feilte, wurden stärkere Geschütze aufgefahren. Unangenehmerweise hatte Gouverneur Hobson keine Geschütze zur Verfügung, sodass die ansonsten übliche Methode zur Verbindung von Kolonialherrschaft und Demokratie nicht zur Verfügung stand. Bei den kriegerischen Maori wäre er auf erbitterten Widerstand gestoßen. Es bestand die Möglichkeit, dass sich andere Kolonialmächte einmischten. So blieb die Diplomatie das Mittel der Wahl. William Hobson fuhr von Nord nach Süd und machte Werbung für einen Vertrag mit der Queen von England. Im Februar 1840 war es dann so weit. In der Bay of Plenty unterzeichneten 45 Häuptlinge den Staatsvertrag, der sie zu Bürgern Englands machte und unter den Schutz der Queen stellte. Neuseeland war damit ein Teil des British Empire geworden, eine Kolonie.

Staatsverträge haben es so an sich, dass sie in zwei Sprachen abgefasst werden. So kann es schon mal sein, dass sich da aus Versehen ein kleiner Fehler einschleicht. Der war sicher auch nicht so gewollt. So ganz aus Versehen steht da auf Maori, dass die Queen die ›Regierung über das Land‹ bekommt bzw. wird. Und dass die Clanchefs ihre Souveränität, ihre Rechte und die Führerschaft und den Besitz behalten. Im Englischen liest sich die Stelle etwas anders: ›Alles Recht und alle Macht‹ wird auf die Queen übertragen. Da stehen Worte wie ›uneingeschränkte Macht‹ und ›Macht über das Land‹. Kurz: Die Maori hatten alle ihre Rechte vertraglich an die Queen abgegeben, waren jetzt aber immerhin Bürger des Empire. Ein Schelm, wer dabei an Absicht denkt. Als Maori anfingen, Englisch lesen zu können, stieß das einigen unangenehm auf, doch da war es längst zu spät. Doch damit nicht genug. Die Engländer hatten ihnen das Land mit einem ›unbeabsichtigten Übersetzungsfehler‹ abgeluchst. Später in der Geschichte, als sich die Maori auf den Vertrag berufen wollten, lehnten die Engländer den Vertrag als nicht gültig ab. Viele Rechte wurden nicht anerkannt, u. a. das Recht auf ihre eigene Sprache oder auf ihr Land und das Recht, politische Ämter auszuüben. Die Clanchefs seien gar nicht in der Lage gewesen, einen gültigen Vertrag nach internationalem Völkerrecht abzuschließen, und damit sei der Vertrag nicht gültig, und dementsprechend stünden ihnen auch nicht die Rechte daraus zu. Im Übrigen gehöre das Land jetzt der Krone. Warum war der Vertrag nach Ansicht der Rechtsgelehrten ungültig? Weil er nicht zwischen zwei souveränen Staaten geschlossen worden sei. Und was macht einen Staat souverän?

Hier beißt sich der Kiwi in die nicht funktionstüchtigen kleinen Flügel! Er muss von anderen Staaten anerkannt werden. Aber wie wird er das? Indem andere souveräne Staaten mit ihm Verträge abschließen und ihn im Zuge dessen anerkennen. Da der Treaty aber der erste Vertrag war, konnte er, per Definition, nicht mit einem souveränen Land geschlossen worden sein. Die Meinung der europäischen Mächte war klar: Die Maori sollten still sein und nicht so einen Krawall machen. Der Streit hörte aber nicht auf bis 1975. In diesem Jahr wurde das Waitangi Tribunal einberufen. Im Zuge dessen wurde der Vertrag aus dem Jahr 1840 als offizielle Rechtsgrundlage von Neuseeland anerkannt und daraufhin eine Unzahl von Prozessen angestoßen. Das Tribunal ist dafür zuständig, sich mit Rechtsfragen auseinanderzusetzen, die sich aus den Handlungen der englischen Krone gegenüber den Maori ergeben. Häufig dreht es sich dabei um die Rückerstattung von Land an Maori-Familien. Das Ganze wird nicht einfacher dadurch, dass die Originale alle unterschiedlich stark beschädigt sind.

Dabei ist Neuseeland politisch sonst weit vorne, was Progressivität angeht. Sie waren das erste Land auf der Welt, das ein Frauenwahlrecht einführte, und das schon 1893. Hut ab dafür! Und die Maori mussten nicht bis 1963 warten, um das Wahlrecht zu erhalten – wie die Aborigines in Australien. Für einen Neuseeländer nichts Besonderes, dass die Australier wieder einmal hinterherhinken. Immerhin wurden die Aborigines dann auch schon im Jahr 2017 als erste Bewohner Australiens anerkannt, und dies wurde in die Verfassung geschrieben. Dies lerne ich bei meinem ›Maori-Kultur-Training‹.

Außerdem lerne ich, dass es als absolutes No-Go gilt, seinen Hintern dort zu platzieren, wo gegessen werden kann. Sprich, man setzt sich nicht auf einen Tisch. Überhaupt werden aus hygienischen Gründen bei den Maori schon immer obere und untere Körperhälfte so weit wie möglich getrennt voneinander gehalten. So setzt man sich nicht auf das obere Ende eines Bettes. Und es ist auch ungehörig, einen Kopfkissenbezug als Sichtschutz um den Beutel eines Blasenkatheters zu wickeln, wenn man als Patient damit durchs Krankenhaus geht. Wäre ich so nicht draufgekommen, aber gut. Das schien ein echtes Problem gewesen zu sein. Ein weiteres Tabu – Taboo – ist es, jemandem ungefragt zu nahe zu kommen. Eine Armlänge Abstand ist angemessen. Dann kommt etwas, bei dem ich an den Witz mit dem extrovertierten Informatiker denken musste. Woran erkennt man einen extrovertierten Informatiker? Er schaut beim Sprechen auf *deine* Schuhe und nicht auf *seine*. Wenn man mit jemandem spricht, soll man ihn ansehen. Sonst gilt es als unhöflich. Wenn einem jemand eine Haka – den rituellen Tanz der Maori – zeigt, soll man währenddessen ein ausdrucksloses Gesicht machen. Abstand zu halten und andere Menschen mit ausdruckslosem Gesicht anzuschauen habe ich in der Schule lange trainiert. An der Universität ging das Training weiter. Das kann ich schon mal super, denke ich mir.

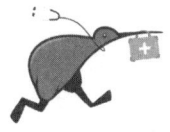

360-GRAD-WIND

Radfahren in Wellington ist eher schwierig. Aus verschiedenen Gründen. Sport ist zwar erlaubt, doch das Fahrrad als reguläres Fortbewegungsmittel zu benutzen, wie bei uns in Großstädten üblich, ist selten. Wer Fahrrad fährt, macht Sport, zieht sich so an – bunt, eng –, sieht so aus, als wäre er der Tour de France entflohen, und versucht, das Verfolgerfeld abzuhängen. Und weil die Autofahrer Radfahrer nicht gewöhnt sind, sind sie nicht so rücksichtsvoll, wie man sich das als Radler wünschen würde. Radwege? Fehlanzeige. So freundlich und zuvorkommend wie die Neuseeländer sonst sind, sobald sie in ihr Auto steigen, legen sie sich einen Panzer zu, der sich über ihre Höflichkeit legt. Beim Autofahren in Wellington habe ich mich eher ans Fahren in Rom und Paris erinnert gefühlt als an eine freundliche Kleinstadt. Außerdem ist Wellington eine unebene Stadt. Uneben bedeutet, dass eine Kollegin, die auf demselben Hügel wohnt wie wir und die Triathlon läuft, schwimmt und fährt – die volle Distanz –, ihr Rad den ›Hügel‹ hinaufschiebt, weil ihr das sonst zu anstrengend ist. Das sind alles Gründe, nicht Rad zu fahren. Und dann gibt es den Wind. Der Beiname der Stadt ist ›Windy Welly‹. Wellington liegt am unteren Zipfel der Nordinsel. Durch die Cook Strait, die Meerenge, die Nord- und Südinsel trennt, bläst der Wind. Und bläst. Und bläst. Von den Bewohnern liebevoll ›The Breeze‹ genannt, eben jene Brise, die uns am ersten Tag eine Zaunlatte davongeblasen hatte. Das Logo des Flughafens ist ein vom Wind umgeklappter Regenschirm. Das Seltsame an diesem Wind ist, dass er immer aus der anderen Richtung zu kommen scheint. Wenn man Rad fährt, hat man Gegenwind. Hin zur Arbeit. Zurück hat man dann aber ebenso Gegenwind. Überhaupt: Man steht auf der Straße, der Wind bläst einem ins Gesicht, man dreht sich um 180 Grad, und der Wind bläst einem immer noch ins Gesicht. Man dreht sich wieder, und siehe da: weiterhin Gegenwind. Ich nenne das 360-Grad-Wind. Wahrscheinlich deshalb habe ich in drei Jahren dort auch nie einen Regenschirm gesehen. Ergibt keinen Sinn. Er würde dem Wind nicht standhalten und nichts nützen. Denn der 360-Grad-Wind wird nur noch übertroffen vom horizontalen Regen. Man sagt: Du warst nicht wirklich in Wellington, bevor du nicht horizontalen Regen erlebt hast. Es ist ein bisschen so, als würde einer einem mit einem Gartenschlauch, der auf Sprühstrahl eingestellt ist, ins Gesicht sprühen. Und wenn man sich umdreht, dasselbe. Und die Meinung der Wellingtonians dazu? ›Toughen up!‹ – aber zu diesem Motto später mehr.

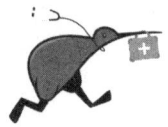

MANUKA SMOKED GREEN LIPPED MUSSELS

Wir sind bei Nic eingeladen. Nic ist der Charge Nurse, also verantwortlich für die Recovery Nurses – die Aufwachraumpfleger. Er wohnt auf
einem der Hügel, und von seinem Deck hat man einen wunderschönen
Blick über die Stadt, die langsam in einen Sonnenuntergang getaucht
wird.

In Neuseeland ist Pflege ein akademischer Beruf. Eine Schwester oder
die Gesundheits- und Krankenpfleger haben Pflege studiert. Das ermöglicht ein ganz anderes Zusammenarbeiten auf Augenhöhe. Diese
Augenhöhe bedeutet, dass die Schwester mir als Arzt genauso etwas
sagen kann, wenn es sich um Pflegeangelegenheiten handelt, und sie
dabei weisungsbefugt ist. Das ist für Ärzte aus anderen Ländern sicher
gewöhnungsbedürftig. Aufgrund der sehr hohen Standards im neuseeländischen Gesundheitssystem gibt es festgeschriebene Obergrenzen
für die Betreuung der verschiedenen Patientengruppen. Die neuerdings
bei uns vorgeschriebenen Obergrenzen hören sich dabei wie ein Witz

an, den ein Vater seinem Sohn erzählt und der dabei die Augen verdreht und sagt: »Papa, das war nicht mal zu Zeiten von Opa lustig!«

Wenn ich das jetzt schreibe, ist das für die, die sich in Deutschland damit jeden Tag auseinandersetzen müssen, so wie ich auch wieder, sehr frustrierend, weil man sehen kann, dass es auch anders geht und funktionieren kann.

Also eine Intensivschwester pro Patient – eine Eins-zu-eins-Betreuung. In Deutschland wurde gerade ein Eins-zu-drei-Verhältnis gesetzlich festgelegt. In Ausnahmefällen sogar eins zu vier. Das ist keine Intensivbetreuung mehr. Also per Gesetz und auf dem Papier schon, in Wirklichkeit leider eben nicht. Auf der Normalstation schwitzen die Nurses in Neuseeland, wenn sie zehn anstatt der sonst acht Patienten zu betreuen haben. In Deutschland werden es nachts schon mal dreißig bis vierzig Patienten. Da braucht nur einer verwirrt zu sein oder einen Durchfall haben, dann sehen die anderen von der Schwester nichts, geschweige denn, dass sie versorgt und gepflegt werden, wie das eigentlich der Fall sein sollte.

Die Pflegekräfte in Neuseeland dokumentieren handschriftlich in der Akte, wie es jedem Patienten geht. Zusätzlich zu den ganzen Haken und Kreuzchen im Pflegekadex – der Patientenakte – schreibt die Schwester nieder, wie es dem Patienten geht, wie er sich entwickelt und ob es Besonderheiten gibt. Das findet in jeder Schicht statt, also dreimal pro Tag. Dort werden Menschen tatsächlich *gepflegt*.

Ähnliches gilt auch für den OP, ein Anästhesie-Technician pro OP. In Deutschland gibt es keine vorgeschriebene Grenze. Einer, der für drei Säle zuständig ist, ist keine Seltenheit. Im Aufwachraum gibt es in Neuseeland eine PACU-Nurse, also Post Anaesthesia Care Nurse, sprich Aufwachraum-Schwester, die eine spezielle Ausbildung dafür hat, für drei Patienten. Wenn ein Patient noch eine Atemwegsunterstützung braucht, dann eins zu eins.

So kommt es, dass es gelegentlich Durchsagen gibt, dass im Aufwachraum gerade kein Platz ist und keine weiteren Patienten gebracht werden können. Das bedeutet für uns Anästhesisten im OP, dass wir mit unserem Patienten so lange im Saal bleiben, bis die Schwestern den Aufwachraum wieder freigeben. Und mit ›kein Platz‹ ist kein physischer Platz gemeint, an den man ein Bett schieben könnte, sondern, dass das Verhältnis von Schwestern zu Patienten gerade nicht aufgeht.

Nic ist also der Nurse Manager für die Aufwachraumschwestern und ein echter Kiwi, der allerdings auch schon in Australien und in Seattle gearbeitet hat. Neuseeland, das Land der Durchreise eben. Wir sind zu einem speziellen ›Barbie‹ eingeladen. Es wird geräuchert, und zwar auf dem Grill. Man kann auf den normalen Grill einen Räucherkasten aus Metall mit zwei Gitterlagen übereinanderstellen. Auf diese legt man dann das Räuchergut. Darunter auf ein Blech kommen Holzspäne, in diesem Fall Manuka-Holzspäne, die dem Rauch einen einzigartigen Geschmack geben. Auf den Rost kommen geöffnete ›green lipped mussels‹, bei uns heißen sie Grünschalmuscheln, und man kann sie bei uns als Pulver oder Kapselpräparat kaufen, um Gelenkbeschwerden vorzubeugen. So wird das jedenfalls verkauft. Hier holt man die selbst aus dem Meer oder kauft sie beim Fischhändler für zehn Dollar das Pfund und isst sie, weil sie so exzellent schmecken. Ob das Gelenkbeschwerden vorbeugt, ist mir – noch – egal.

Auf die geöffneten Muscheln wird eine Mischung aus Zucker und Salz gestreut.

»Jetzt«, sagt Nic, »verrate ich dir ein Geheimnis!«

Er nimmt eine Flasche Whisky und schüttet ihn über die Manuka-Holzspäne.

»Nur so werden sie richtig gut!«

Manuka-Whisky smoked green lipped mussels. Das ist ein Erlebnis.

»Wie ist das Verhältnis von Zucker zu Salz, das du da auf die Muscheln gestreut hast?«, frage ich.

Für den intensiven Geschmack eins zu eins, wie bei Intensivpatienten.

»Wie ist das eigentlich bei euch?«, fragt Nic.

»Ach, das willst du nicht wissen, gib mir lieber noch ein IPA und lass uns den Ausblick genießen.«

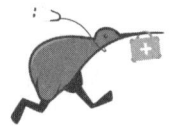

ASTHMA

»Haben Sie irgendwelche Vorerkrankungen?«

Jedes Land hat seine eigenen Tophits, was chronische Erkrankungen betrifft. In Deutschland haben viele Erwachsene Bluthochdruck, sodass das fast schon als normal angesehen wird und es eine Besonderheit ist, wenn man über sechzig ist und keinen Bluthochdruck hat. In USA die Fettsucht. In Australien ist Diabetes verbreitet. In Neuseeland ist es Asthma.

Dass Asthma in Neuseeland so verbreitet ist, liegt an der Häusersituation. Viele der schlecht oder gar nicht isolierten Häuser sind verschimmelt. Man riecht das schon, bevor man zur Tür hineinkommt. Schimmelpilze im Haus sind ein Risikofaktor, um Asthma zu entwickeln, sodass sehr vielen Kindern der Gebrauch eines Asthmasprays mehr als vertraut ist.

In Deutschland frage ich: »Was nehmen Sie für Medikamente für Ihren Hochdruck«, und bin froh, wenn das jemand weiß.

Hier frage ich nach dem Asthma und stelle dann folgende Fragen:

- Seit wie vielen Jahren haben Sie das?
- Rauchen Sie?   Oder bei Kindern: deine Eltern?

- Wie oft haben Sie Asthmaanfälle?
- Wann war der letzte Anfall?
- Kriegen Sie den gut unter Kontrolle mit dem Spray?
- Waren Sie schon mal wegen dem Asthma in der Notaufnahme?
- Waren Sie wegen Asthma schon mal auf der Intensivstation?
- Mussten Sie wegen Asthma schon mal künstlich beatmet werden?

Die letzten beiden Fragen habe ich in Deutschland noch nie gestellt, da das hier kein Thema ist und eine absolute Ausnahme wäre. Das wäre ungefähr so, als ob ich jeden Patienten fragen würde, ob er schon mal eine Herztransplantation gehabt habe. In Neuseeland ist es leider gar nicht so selten, dass man wegen Asthma ins Krankenhaus muss. Gar nicht so selten heißt circa 7.500 Krankenhausaufnahmen wegen eines Asthmaanfalles pro Jahr.

Insgesamt sind circa 521.000 Menschen betroffen, was bei rund vier Millionen Kiwis sehr, sehr viel ist. Einer von neun Erwachsenen nimmt Asthmamedikamente ein – natürlich nimmt nicht jeder Medikamente, der unter Asthma leidet –, und eines von sieben Kindern. Maori sind dreimal häufiger betroffen als Weiße. Asthma ist in Neuseeland die Todesursache Nummer drei.

Neben dem Schimmel in den Häusern spielt Rauchen eine große Rolle. Und das, obwohl Neuseeland das erste Land der Welt werden will, das komplett rauchfrei ist. Für 2025 ist das geplant. Das wäre eine echte Verbesserung. Nicht, dass viele Menschen rauchen, geraucht wird hier nur in der Unterschicht und in armen Verhältnissen und damit eben oft bei den Maori. Unabhängig von ethnischer Herkunft gilt das Rauchen überhaupt als asozial. Bezeichnend daher, dass alle Antiraucherkampagnen, die man sieht, Maori als handelnde Figuren haben. Besonders traurig fand ich in der Hinsicht ein Plakat mit einer schwangeren Maorimutter mit dem Text: »Mein Kind ist beides: Maori und rauchfrei.«

Eine eher unglückliche Werbung ist auf der Rückseite eines Busses gedruckt. Da steht ein großes »Take action, take control, quit!«, also »Hör auf!«. Die Platzierung war etwas unglücklich, keine Absicht, und fiel erst nach dem Start der Kampagne auf. Daraufhin wurde darüber diskutiert, und der Gesundheitsrat entschloss sich, die Kampagne weiter laufen zu lassen, denn: »Sie ist lustig und nicht abwertend, sodass wir denken, wir lassen sie.«

Was war nicht so gelungen? Der Schriftzug ist so angebracht, dass er genau vor der Anzeige für die Buslinie endet. So stand da dann: »Quit School«, wenn der Bus als Schulbus eingesetzt war.

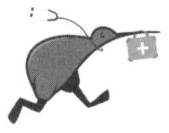

MAUI

Ich unterhalte mich mit meinem Sohn Yannick über die Götter. Speziell die Neuseelands. Yannick findet es erstaunlich, dass in den griechischen Sagen die Götter meistens ihre Probleme mit List zu lösen versuchen, während in Neuseeland häufig keine List, sondern nur körperliche Überlegenheit der Schlüssel zum Erfolg ist. Es gibt eine entsprechende Geschichte dazu. In einem Dorf gingen die Süßkartoffeln aus. Aber sie hatten einen Helden – den schnellsten Läufer weit und breit. Da es im Nachbardorf Süßkartoffeln gab, schnappte er sich welche und lief davon. Er wurde zwar beobachtet, doch da niemand so schnell war wie er, entkam er mit der süßen Knolle.

Ende der Geschichte.

Eine Ausnahme davon stellt Maui da. Er ist am ehesten mit dem griechischen Gott Hermes, dem Gott der Frechheit und der Diebe vergleichbar. Oder mit Loki in der nordischen Mythologie. Oder bei den Avengers von Marvel. Die kann man ja fast schon als eigene Mythologie bezeichnen. Maui jedenfalls ist anders als die anderen Götter und nur ein Halbgott. Er spielt wichtige Rollen bei der Entstehung des Landes.

Geboren wird er auf besondere Weise. Er wird in die Haare der Mutter gewickelt und als Fötus vor der Geburt ins Meer geworfen. Dort wird er in Seetang eingewickelt und von den Meergeistern versorgt. Er wird von Rangi, einem der beiden Urgötter der neuseeländischen Mythologie, aufgezogen, bis er als Teenager zur Mutter zurückkehrt.

Maui ist auch der Namensgeber der hawaiianischen Insel Maui. Er ist im Vergleich zu den anderen Göttern vorwitzig und frech, seine Heldentaten sind allerdings oft klassisch: Er zähmt die Sonne, damit sie sich nicht so schnell über den Himmel bewegt, und schafft so den 24-Stunden-Tag, damit die Menschen Getreide anbauen können. Fast jede Mythologie auf der Welt hat eine Geschichte mit der Sonne und einen entsprechenden Helden dazu. Doch Maui macht das immer etwas anders als erwartet. Um die Sonne zu zügeln, benutzt er als Waffe den Kieferknochen seiner Großmutter, den er ihr in einer anderen Geschichte abgeluchst hat, sodass sie verhungern musste.

Ebenso stiehlt er das Feuer für die Menschen, im Gegenteil zu Prometheus überlebt er aber den folgenden Angriff der Feuergöttin.

Die bekannteste Geschichte ist die, dass er der Schöpfer Neuseelands ist. Kurz gesagt: Seine Brüder gehen angeln und wollen ihn nicht mitnehmen. Er versteckt sich im Boot. Als er auf dem Meer aus der Deckung kommt, geben sie ihm keinen Köder für seine Angel. Daraufhin schlägt er sich selbst die Nase blutig und benetzt den Angelhaken, der einen Splitter aus dem Kieferknochen der legendären Großmutter enthält, mit seinem Blut. So zieht er einen großen Fisch – einen Rochen – an die Oberfläche. Die Nordinsel Neuseelands stellt diesen Rochen dar, die Südinsel ist das Kanu, in dem Maui stand, als er den ›Fisch von Maui‹ an die Oberfläche zog.

Maui hat das klassische Problem, dass er ein Halbgott ist und gerne unsterblich wäre. Weil man das als Halbgott eben so hat. Sein Vater sagt, das sei unmöglich, er müsse seine Urahnin Hine-nui-te-pō finden, die große Frau der Nacht und des Todes. Er macht sich mit vier Vögeln auf die Suche nach ihr. Die Vögel sind vorwitzig und laut. Schließlich findet Maui seine Urahnin schlafend vor. Um die große Frau der Unterwelt – sprich: die Todesgöttin – zu besiegen, kriecht er zwischen ihren Schenkeln hinein, als sie schläft, um aus ihrem Mund wieder hervorzukommen und sie so zu besiegen. Aha. Die Vögel, die er dabeihatte, fanden den Anblick des halb verschwundenen Maui so lustig, dass sie durch lautes Lachen die Göttin weckten. Der ›Fächerschwanz‹ oder ›Fantail‹ gilt deshalb auch heute in Neuseeland als Todesbote. Beim Laufen im Wald begegnet er mir dauernd – allerdings bislang ohne Folge.

Aber zurück zur Todesgöttin. Diese wird von den Vögeln aufgeschreckt, schließt ihre Schenkel und tötet so Maui. Maui war damit das erste Wesen, das starb, und deshalb sind die Menschen jetzt auch alle sterblich. Dass es eine Todesgöttin gibt, bevor jemals ein Mensch gestorben ist, oder dass er sterblich war, bevor je jemand gestorben war, stört offensichtlich nur mich und Yannick. Ich kann seine Fragen zur Entstehung der Sterblichkeit und der Frage, warum wir sterben müssen, nur unzureichend beantworten. Ich habe gehört, das geht vielen Eltern so, wenn die Kinder anfangen, die besseren Fragen zu stellen: »Wo war ich, bevor ich geboren wurde? Warum wurde ich geboren? Warum sterben wir?«

Die Antwort: »Weil deine Urahnin den falschen Apfel gegessen hat!«, ist dabei nicht hilfreicher als: »Weil Maui zwischen die Schenkel seiner Urahnin gekrochen ist und die Vögel zu lachen angefangen haben!« Beides ist unbefriedigend, selbst für kleine Kinder halten diese Begründungen nur kurz vor. Interessanter finde ich die Frage, wann man überhaupt lebt.

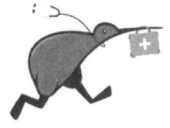

ZUR SCHULE GEHEN

In Neuseeland beginnt die Schule mit dem Jahr null. Eigentlich mit dem Jahr fünf. Doch die erste Klasse heißt Jahr null, Year Zero. Das entspricht der Vorschule in Deutschland, und man kommt in die Klasse null mit fünf Jahren. Und zwar genau an dem Tag nach seinem fünften Geburtstag. Ist der in den Ferien, dann am ersten Tag nach den Ferien. So auch meine Tochter Zoe. Mit fünf Jahren, nach ihrem Geburtstag und mit ungefähr zwanzig Wörtern Englisch.

»Nein, das ist überhaupt kein Problem, wir haben ständig Kinder mit Migrationshintergrund in der Klasse und sind daran gewöhnt«, sagt die Klassenlehrerin. Neuseeland schneidet bei den internationalen Schulvergleichen der OECD ungefähr gleich ab wie Deutschland. Und doch ist das Herangehen an den Stoff unterschiedlich. In Neuseeland stehen Dinge auf dem Lehrplan, die es bei uns nicht gibt, doch dazu später. Am fünften Geburtstag in die Schule zu kommen, erscheint erst mal paradox, weil dann natürlich das Alter der Schüler über das Jahr verteilt ist. Doch bei genauerem Hinsehen ist es das bei uns ja auch. Nur dass alle unterschiedlich alt zur gleichen Zeit anfangen. In Neuseeland fangen alle zum gleichen Alter an und kommen in eine Klasse, die unterschiedlich alte Mitschüler hat. Die Versetzung in die erste Klasse geschieht nicht an einem bestimmten Tag, sondern dann, wenn die Lehrerin meint, dass es für das Kind der richtige Zeitpunkt ist. Das kann schon mal die halbe Klasse gleichzeitig betreffen, wenn die Year-Zero-Klasse aufgrund von gehäuften Geburtstagen zu groß wird.

Ein genereller Ansatz im neuseeländischen Bildungssystem ist: Niemand ist zu dumm. Er muss nur tüchtig üben. Es gibt keine drei Schulsysteme, bei denen sich dann schon die Karrieremöglichkeiten früh entscheiden, sondern ›nur‹ eine Schule. Wenn die Leistungen nicht ausreichend waren, dann muss man sich eben das nächste Mal mehr anstrengen. Hier wird Wert auf ein ›Growth Mindset‹ – wenn ich will und mich anstrenge, kann ich alles lernen – gelegt, entgegen dem in Deutschland weit verbreiteten ›Fixed Mindset‹ – wenn du es nicht schaffst, bist du halt zu dumm und kannst daran nichts ändern. Das hat einen riesigen Einfluss darauf, wie man den Rest seines Lebens Probleme angeht. Schaffe ich etwas nicht beim ersten Mal, denke ich mir: »Okay, mehr trainieren, mehr lernen, einen anderen Weg ausprobieren, dann wird das schon.« Im Gegensatz zu: »Ich habe es nicht geschafft, ich bin halt zu dumm. Egal was ich tue, es wird nichts werden, deshalb brauche ich es auch gar nicht mehr probieren.«

Welche der beiden geistigen Haltungen wir annehmen, ist davon beeinflusst, wie unsere Eltern und unsere Lehrer uns prägen. Die solide wissenschaftliche Grundlage dazu ist in dem Buch *Mindset* von Dr. Carol Dweck, einer Standford-Psychologin, zu finden. Die Prägung der Kinder hat weitreichende Konsequenzen. Wenn wir unserem Kind immer wieder sagen, dass es sehr intelligent ist, weil es bestimmte Aufgaben lösen kann, hat das einen Haken: Wenn es einmal Aufgaben nicht mehr lösen kann, wird es denken: Okay, dafür bin ich eben zu blöd. Anstatt: Hier muss ich mich offensichtlich mehr anstrengen. Und natürlich beeinflusst das auch später unser Arbeitsleben und jedes andere Problem, dem wir begegnen.

Dinge, die in Neuseeland auf dem Lehrplan stehen und in Deutschland nicht, sind die Art und Weise, wie am Sozialverhalten und Softskills gearbeitet wird. Schon von klein an. Jeden Montag erzählen die Kinder einzeln, was am Wochenende so in der Familie passiert ist. Ziel dabei ist, das freie Sprechen vor der Gruppe zu üben. Die Kinder bekommen beigebracht, wie man ein Kompliment gibt oder wie man darauf reagiert. Und, das hat mir besonders gut gefallen, wie man sich auf die positiven Aspekte fokussiert. Wie sieht das konkret aus?

»Stell dir vor, deine Freundin kommt mit einem neuen Kleid in die Schule und dir gefällt das Kleid nicht. Du magst den Schnitt überhaupt nicht. Jetzt fragt sie dich, wie du das Kleid findest. Was kannst du sagen? Nun, du kannst zum Beispiel sagen: ›Der Schnitt ist nicht so mein Geschmack, doch die Farbe steht dir sehr gut!‹«

Ein weiterer Aspekt, der in Neuseeland auf dem Lehrplan steht, ist Change. Change ist überall vorhanden, da der Beginn der Schule nicht gemeinsam ist und auch der Übertritt in die nächste Klasse nicht gemeinsam stattfindet. Das bedeutet für die Kinder ein fortwährendes Kommen und Gehen. Sie sind an den ständigen Wechsel gewöhnt. Ebenso bei den Lehrern, die schneller wechseln als in Deutschland. Eine Kassenlehrerin zwei Jahre am Stück zu haben, kommt hier nicht vor. Das Gleiche schon in der Krippe. Hier wird gerne mal für zwei Tage die Woche ein Kitaplatz gebucht. In Deutschland ist das oft gar nicht möglich, weil wir das Land der Beständigkeit sind. Kita gibt es die ganze Woche, weil das Kind Beständigkeit braucht. In Neuseeland, dem Land der Durchreise, weiß man: Es gibt keine Beständigkeit. Wie beim Wetter. Man sagt in Neuseeland nicht umsonst, es gebe ›four seasons in a day‹ – vier Jahreszeiten an einem Tag. Die beste Vorbereitung auf VUCA. VUCA ist die Abkürzung für:

Volatility = Volatilität, Unbeständigkeit

Uncertainty = Unsicherheit

Complexity = Komplexität

Ambiguity = Mehrdeutigkeit

VUCA beschreibt die Welt, in der wir zurzeit leben, und ist ein Konzept, damit umzugehen. In Neuseeland wird man schon von klein auf daran gewöhnt, und das ist einer der Gründe, warum wir Deutschen uns mit dem Wandel so schwer- und die Neuseeländer sich meiner Meinung nach deutlich leichter tun.

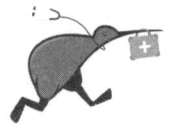

BRIEFKÄSTEN

Was dem Deutschen sein Auto und dem Iren seine Haustür, ist dem Neuseeländer sein Briefkasten. Wie jetzt? Menschen haben neben dem Bedürfnis, dazuzugehören, Teil einer Gemeinschaft zu sein, zum Beispiel im Verein die gleichen Farben zu tragen, auch ein Bedürfnis, ihre Individualität zum Ausdruck zu bringen. Das macht die Geschichte kompliziert, doch ist das aus Betrachtung in größerer Reiseflughöhe verständlich und sinnvoll. Wir gehören zur gleichen Gruppe und sind doch so unterschiedlich, dass wir uns unterscheiden können und wir unseren Platz in dieser Gruppe darstellen. Das übergeordnete Konzept heißt ›Status‹. Welchen Status haben wir in unseren Augen und in den Augen anderer. Das ist im Übrigen der Grund, warum wir kaufen, was wir kaufen. Erhöht es meinen Status in meiner Peergroup, der Primatensippe? Das ist die Frage, die wir uns unbewusst stellen. Deutsche machen das gerne mit ihrem Auto. Es hat in den letzten Jahren deutlich abgenommen, doch das Prinzip ist immer noch das gleiche: Das ist mein Auto, es ist zugleich Fortbewegungsmittel und Statussymbol, und es ist individuell. Es passt zu mir, bedeutet, ich sage mit meinem Auto etwas über mich aus. Ähnlich mit den Haustüren in Irland. In Dublin wohnen die Menschen teilweise in Straßenzügen in denen fünfzig Häuser genau gleich gebaut sind. Unterschiedlich ist jeweils nur die Haustür. Andere Farbe, andere Klinke, anderer Türklopfer.

Als ich mit fünfzehn zu einem Schüleraustausch in Dublin war, hatten wir dieses Thema vorher besprochen. Als ich ankam und nicht recht wusste, was ich zu meiner neuen Gastfamilie sagen sollte, sagte ich: »Schöne Haustür haben Sie, ich mag das Schwarz!«

»Ja, das finden wir auch, wir mögen sie sehr!«

Gefolgt von einem fünfminütigen Monolog über ihre Tür. Offensichtlich hatte ich genau ins Schwarze getroffen. Apropos: Schwarz ist meine absolute Lieblingsfarbe, gleich nach Pink Camouflage. Neunzig Prozent meines Kleiderschrankes sind schwarz. Innen. Ich werde sofort anfangen, etwas anderes zu tragen, sobald eine dunklere Farbe entdeckt wird. Vantana Black ist ein Anfang.

Die Beziehung zwischen mir und meiner Gastfamilie ging danach nur noch bergauf, und als ich den ersten Rausch meines Lebens hatte – mit ganzen fünf Pints Guinness – und am nächsten Tag nicht in die Schule wollte, weil ich ›krank‹ war, kam der Gastvater zu mir ins Zimmer und gab mir eine Maxime fürs Leben mit. Er sagte: »Mark, was auch immer du denkst, heute tun zu wollen, du musst es so tun, dass du das, was du am nächsten Tag tun musst, tun kannst. Und jetzt steh auf und geh in die Schule!«

Das war wahrscheinlich mein härtester Schultag bis dato. Soll niemand sagen, beim Schüleraustausch würde man nichts lernen. Reisen bildet.

Neuseeländer drücken ihre Individualität unter anderem mit ihren Briefkästen aus. Ob das eine alte aufgesägte Milchkanne ist oder ein umgebauter Gaszylinder des Grills oder ein Vogelhäuschen oder ein umfunktioniertes Abflussrohr. Der Fantasie sind keine Grenzen gesetzt, weil es in Neuseeland keine Normvorschrift gibt, die festschreibt, wie breit der Briefschlitz sein muss oder wie hoch der Kasten angebracht sein muss. Der deutsche Briefträger soll sich nicht zu tief bücken müssen, und der Brief soll widerstandsfrei einfallen. Das ist kein Witz! Wer daran interessiert ist, kann das unter der DIN EN 13724 nachlesen. Dort wird auch das ›Mindestvolumen mit einer Stapelhöhe von mindestens 40 mm Postgut im C4‹ festgelegt. Ja. Wobei C4 hierbei das Postformat ist und nicht der gleichnamige Plastiksprengstoff, dessen Namen man aus den einschlägigen Hollywood-Action-Filmen kennt.

Wie gesagt, Normvorschriften für Briefkästen gibt es in Neuseeland nicht, und ich habe sie auch nicht vermisst.

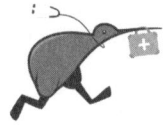

I BETTER DOUBLE CHECK

»I better double check«, sagt die freundliche Dame am Schalter. Auf meine Frage hin, ob denn die Unterlagen, die wir eingereicht haben, schon bearbeitet worden sind. Welche Behörde, welche Unterlagen, welcher Schalter ist dabei egal. Neuseeland ist auf den ersten Blick einem europäischen Land so ähnlich wie Malta. Man hat den Eindruck, als seien die Menschen eine freundliche Mischung aus Engländern und Amerikanern, nein, eher Kanadiern, den freundlicheren und höflicheren der beiden da drüben. Die Sprache ist ähnlich, der Einwanderungshintergrund ist ähnlich, sogar das ›deep fried‹-Essen der Engländer ist vorhanden. ›Fush und Chups‹ gibt es an jeder Ecke, nur dass es auch frittierte Paua-Muscheln und Austern gibt. Zusätzlich zu den frittierten Mars Bars. Das sind frittierte Mars-Schokoladenriegel. Man bekommt einen Herzinfarkt und eine Fettstoffwechselstörung nur vom Anschauen. Ich schätze so ein Ding auf circa 8.000 Kalorien oder 80.000 Kilojoule. Egal, das gehört hier nicht her. Doch genauso wie Malta eher Afrika gleicht als einem europäischen Land, was die Mentalität angeht, so ist Neuseeland eben kein europäisches Land, auch wenn es auf den ersten Blick so aussieht – abgesehen von der Landschaft, natürlich. Wenn man an der Oberfläche kratzt, und das passiert erst so nach einem Jahr, merkt man, dass es tiefe Unterschiede in den Werten gibt, die auf den ersten Blick nicht ins Gesicht springen. Die Höflichkeit hat eine andere Dimension. Eine tiefere. Eine Tiefe, die ein Deutscher, der so unsensibel ist, dass er auf die die Frage ›Wie geht es dir?‹ tatsächlich antwortet, wie es ihm geht, erst langsam ergründen musste. Zu dieser Höflichkeit gehört, den anderen sein Gesicht wahren zu lassen und sein eigenes nicht zu verlieren. Nicht so wie in dem Film *Face Off* – auf Deutsch *Im Körper des Feindes* – von John Woo und nicht so wie ich die Frühbesprechungen an der Uniklinik in München erlebt hatte. Wenn da niemand mit gebrochenem Stolz den Raum verließ, hatte der Professor etwas falsch gemacht. Ohne eine verbale Enthauptung durfte eine Frühbesprechung nicht zu Ende gehen, und überhaupt, nur einen zu erniedrigen war schon eine schlechte Leistung für den Henker. Zurück nach Wellington. Hier wäre eine solche Standpauke am Morgen nach dem Nachtdienst, wenn man wegen des fehlenden Nachtschlafs besonders verwundbar war und sich echte oder vermeintliche Fehler überlebensgroß mit ihren echten oder möglichen Konsequenzen ausgemalt wurden, völlig unmöglich. Im Sinne von undenkbar. Es wäre einem leitenden Anästhesisten nicht eingefallen, den jungen Kollegen der Nacht ›rund‹ zu machen. Wenn es etwas zu besprechen gab, das verbesserungswürdig gewesen war, dann würde das in einem Feedbackgespräch unter vier Augen stattfinden, und das sähe anders aus als in Deutschland. Völlig davon abgesehen, dass Feedback unter vier Augen zur Performanceverbesserung unter Medizinern im Krankenhaus unüblich ist. »Nicht geschimpft ist schon gelobt genug!«, habe ich mehr als einmal aus mehr als einem Munde von mehr als einem Chef gehört. Und die meinten das genau so.

Hier in Neuseeland: unmöglich. Dementsprechend die Antwort auf die Frage ›Haben Sie das schon erledigt?‹: ›I better double check!‹ Wie

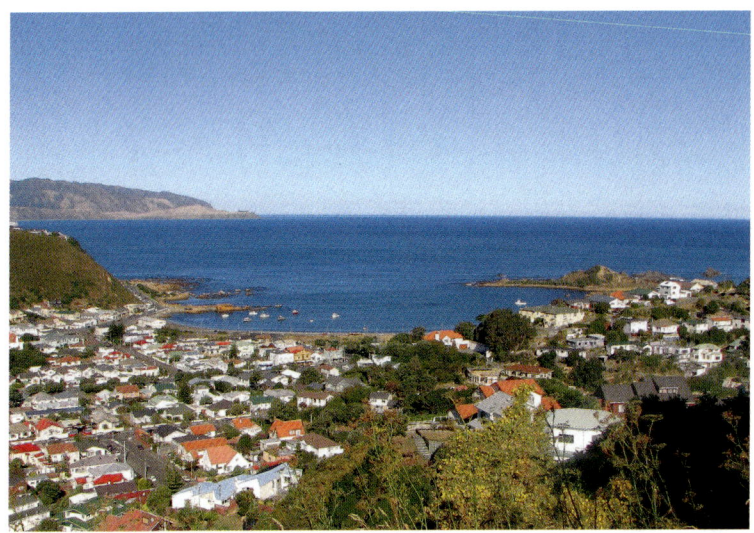

▶ Dass Wellington am Meer liegt, war für mich einer der Hauptgründe, den Job anzunehmen.

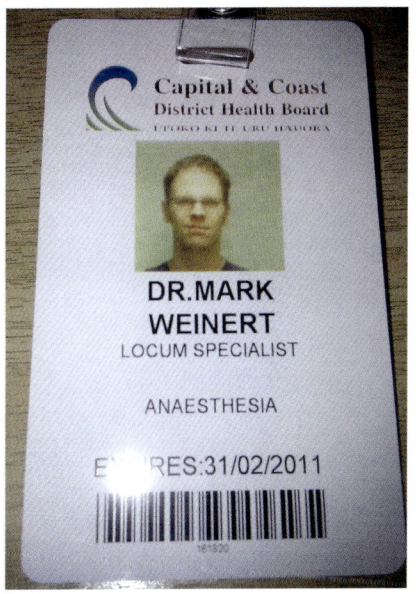

▶ Mein Krankenhausausweis läuft am 31. Februar ab – also nie.

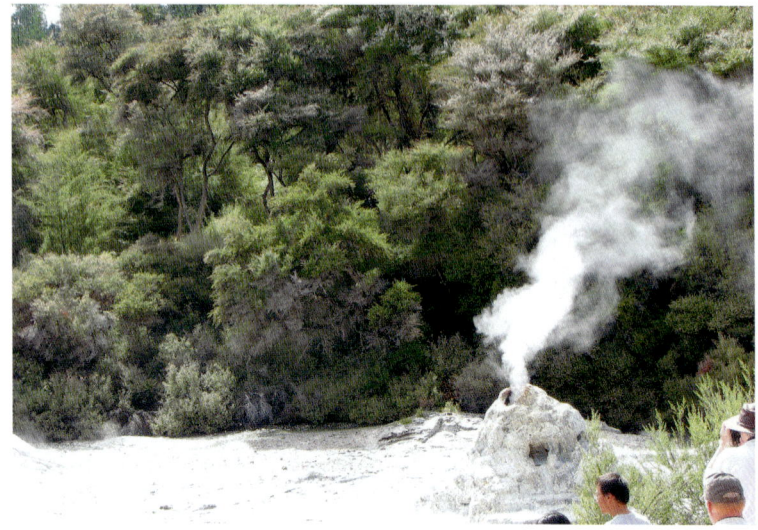

▷ Neuseeland ist schon ein besonderes Land ...

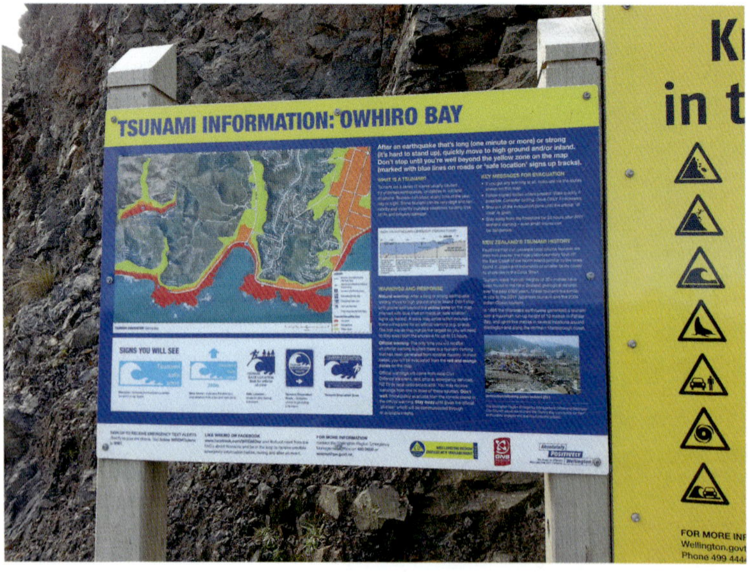

▷ In Deutschland wäre man es nicht gewohnt, auf dem Schulweg Tsunamiwarn-
hinweise zu lesen.

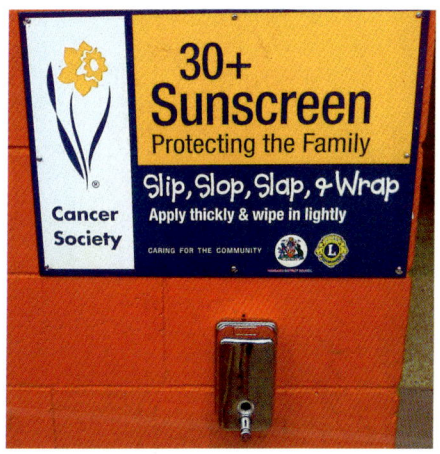
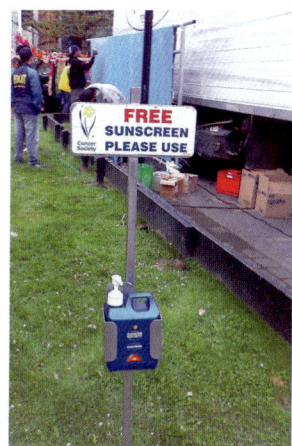

▶ Sonnencreme gibt es wegen des hohen Hautkrebsrisikos gratis in Spendern.

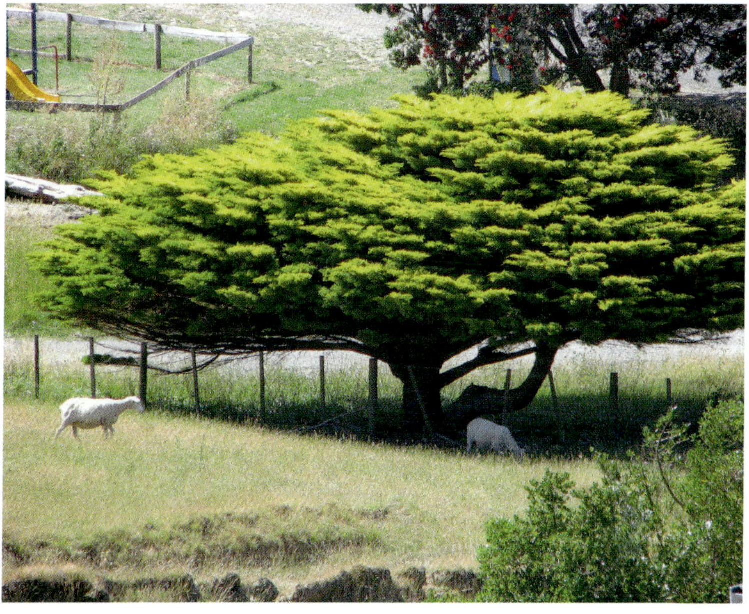

▶ In Neuseeland leben mehr Schafe als Menschen, weshalb Veterinärmediziner besonders gefragt sind.

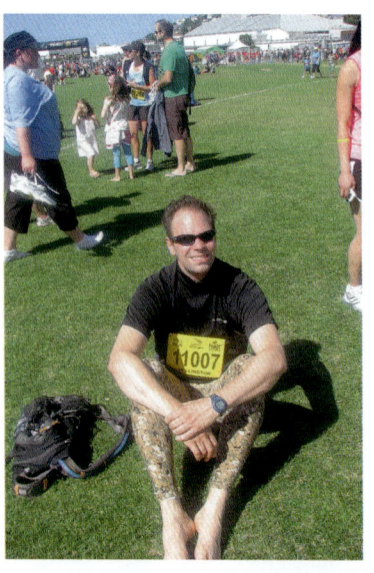

Doch auch Anästhesisten können hier die Gemüter erregen: Als neugieriger Deutscher mit eigenwilligem Kleidungsstil bekomme ich schnell den Beinamen Doc Why Not.

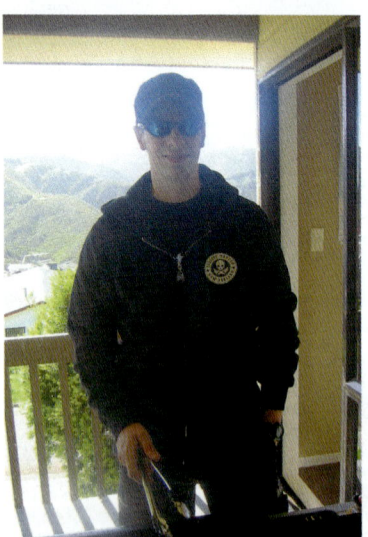

▶ An die nationalen Gebräuche wie das »Barbie« bei jedem Wetter passe ich mich trotzdem an ...

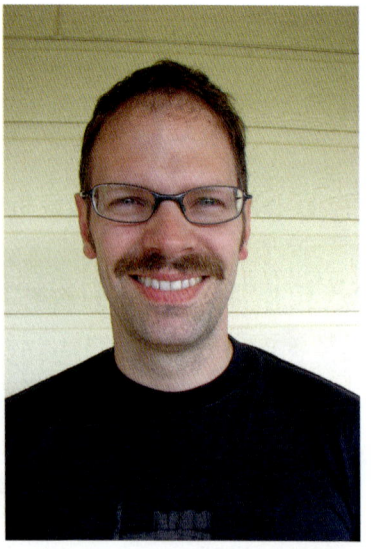

▶ ... oder an die Sache mit dem Moustache.

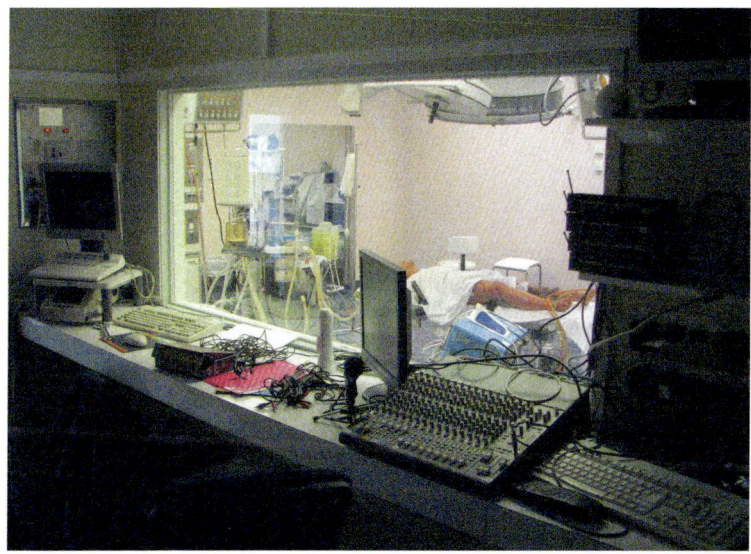

▸ In Neuseeland gibt es für Mediziner Eins-a-Weiterbildungen in Simulationszentren.

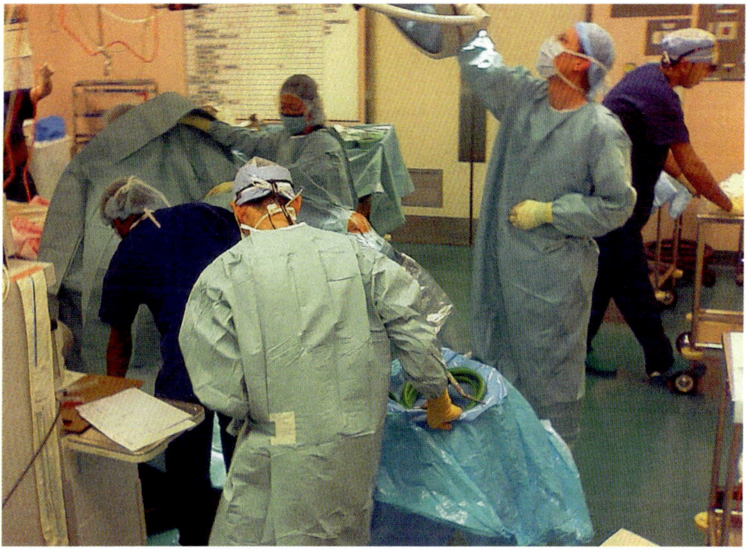

▸ Selbst wenn es schnell gehen muss, behalten die Kiwis ihre Ruhe.

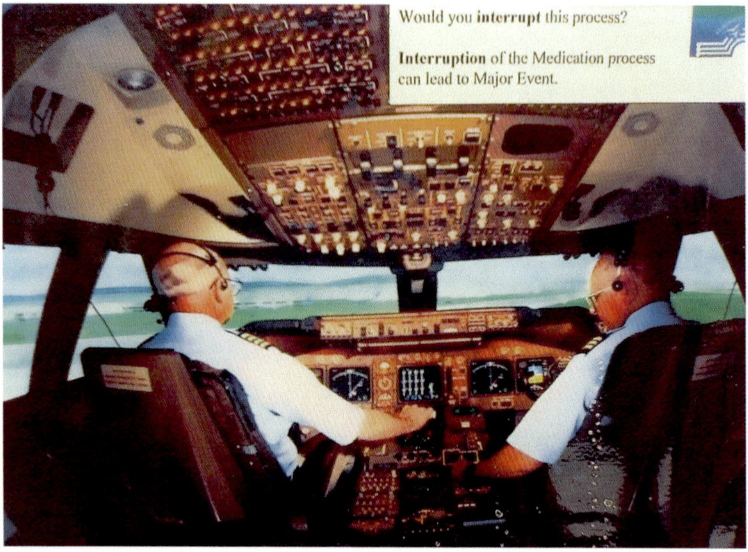

Would you **interrupt** this process?

Interruption of the Medication process can lead to Major Event.

▶ Würden Sie diese beiden bei Ihrer Arbeit stören? Na, also …

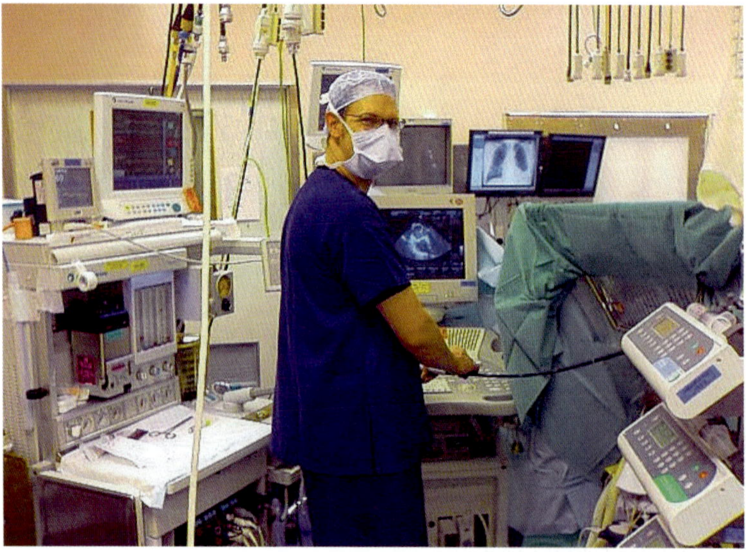

▶ Doc Why Not bei der Arbeit im Herz-OP.

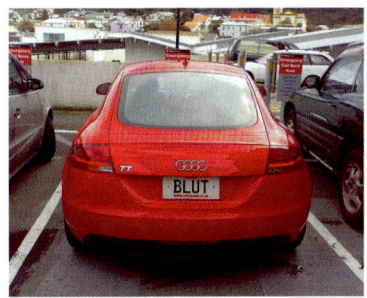

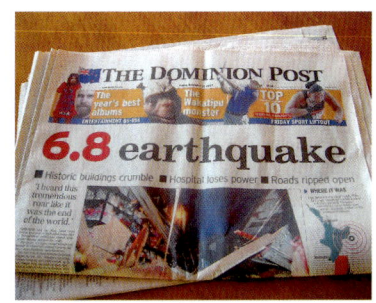

▸ Kiwi-Humor: Dieser TT mit dem Nummernschild ›BLUT‹ gehört einem Hämatologen – einem Facharzt für Blutkrankheiten.

▸ Einmal fiel bei einem Erdbeben im Krankenhaus der Strom aus.

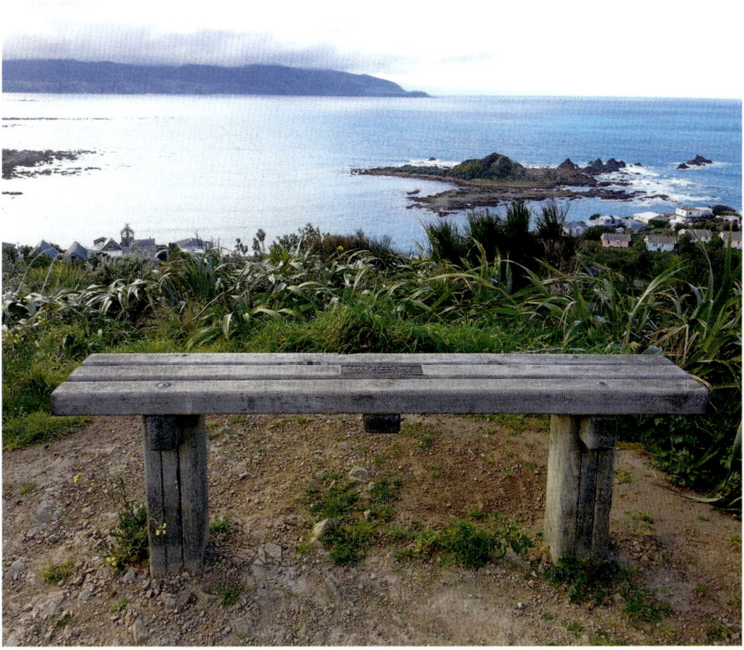

▸ Von solchen Schocks erhole ich mich am besten an einem meiner Lieblingsplätze mit Blick auf die Insel von Island Bay ...

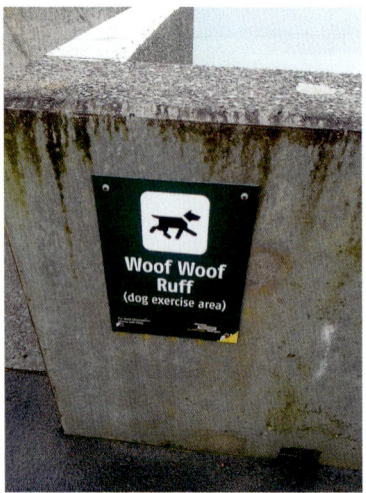

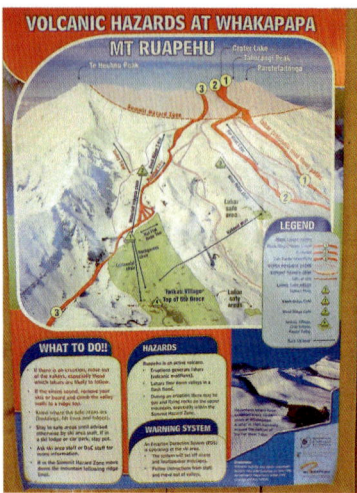

▸ ... oder am Strand von Lyall Bay. Vorsicht: Wo es ein Schild gibt, gibt es auch einen Grund dafür.

▸ Das ist übrigens nicht der Pistenplan eines Skigebiets sondern ein Warnhinweis zu vulkanischer Aktivität.

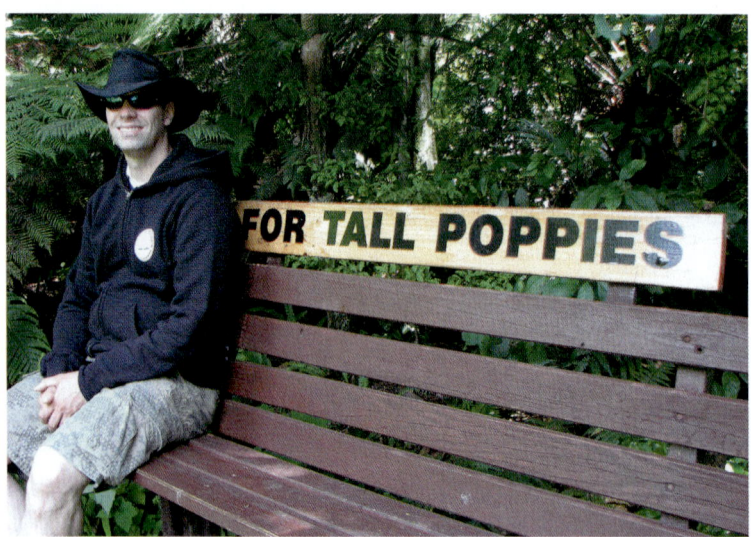

▸ Verglichen mit den egalitären Kiwis litten meine Frau und ich geradezu am ›Tall Poppy Syndrome‹.

würden Sie das übersetzen? Ich habe das lange mit: ›Ich schau noch mal nach …‹ übersetzt. Mit dem Hintergedanken: Ich habe es erledigt. Es ist geschehen oder zumindest fast, und ich kontrolliere noch mal den aktuellen Stand. Das war mein Mindset, wenn ich den Satz hörte und wenn ich ihn selbst gebrauchte: Ja, ist erledigt, zumindest glaube ich das, und ich prüfe es besser noch mal nach. Nichts könnte ferner der wahren Bedeutung sein. ›I better double check …‹ auf die Frage hin, ob etwas erledigt oder geschehen sei, das in meiner Verantwortung lag, bedeutet: ›Ich weiß nicht, wovon du sprichst. Ich habe keine Ahnung, was hätte passieren sollen, es ist mit hundertprozentiger Sicherheit noch nicht passiert, doch ich fange jetzt damit an. Danke, dass du mich daran erinnert hast.‹

Das war für mich eine echte Erkenntnis, warum so oft Dinge, von denen ich dachte, sie seien schon abgeschlossen oder müssten nur mal kurz kontrolliert werden, so lange dauerten. Gleichzeitig war es eine Erleichterung. Wenn ich etwas verbockt hatte, wusste ich jetzt, was ich sagen konnte: »I better double check!«

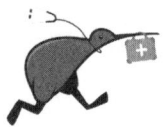

PRÄMEDIKATIONSAMBULANZ

Heute bin ich in der Prämedikationsambulanz, die hier Preassessment Clinic heißt. Was macht man da als Anästhesist überhaupt? Für alles, was man als Arzt einem Patienten antut, braucht man sein Einverständnis. Für jeden Piks, jeden Schnitt. Wenn der Patient damit nicht einverstanden ist, ist das eine Körperverletzung und strafbar. Deshalb muss man immer vorher fragen, ob man als Arzt etwas mit einem machen darf. Das bedeutet, dass man sich das ›informierte Einverständnis‹ des Patienten holen muss. Informiert deshalb, weil wir sowohl über die Risiken des Eingriffs – bzw. bei mir über die Narkose –, als auch über mögliche Alternativen aufklären müssen. Danach kann der Patient theoretisch mit dem Arzt zusammen entscheiden, was das für ihn beste Verfahren ist und was ihm am meisten zusagt. Nicht jeder möchte zum Beispiel eine Regionalanästhesie, bei der nur ein Teil des Körpers betäubt wird, und bei der Operation wach sein. Für manche ist das das sicherste Verfahren, sodass gelegentlich mehr Überzeugungsarbeit geleistet werden muss. Je dringlicher eine Operation, desto weniger genau muss die Aufklärung sein. Für einen Notfall reicht es, zu sagen: »Wir geben Ihnen jetzt eine Narkose.« Hier gibt es schließlich keine echte Alternative, außer man möchte lieber sterben. Was auch vorkommen kann. Wenn der Eingriff nicht dringlich ist und man mehr Zeit hat zum Überlegen, dann muss die Aufklärung ausführlich sein, sodass man auch über Risiken nachdenken kann. In Deutschland sind für solche Eingriffe 24 Stunden oder eine Nacht als Bedenkzeit vorgeschrieben. Wenn der Eingriff medizinisch nicht notwendig ist – die Oberweite aufpolstern, Lippen aufspritzen, die Nase noch mehr zum Stupsnäschen machen –, muss maximal über alle Risiken aufgeklärt werden. Ich sage dazu immer: Dann muss auf Tod und Verwesung aufgeklärt werden. Das ist eine Aufgabe in der Prämedikationsambulanz, den Patienten über die Risiken aufzuklären und sein Einverständnis einzuholen. Es gibt eine Studie, die zeigte, dass nur circa 20 Prozent der Patienten sich an das Aufklärungsgespräch mit ausreichend Inhalt erinnern. Zehn Prozent vergessen sogar komplett, dass sie mit einem Anästhesisten gesprochen haben. Klingt komisch, ist aber so. Wie viel ›informiertes Einverständnis‹ dabei rauskommt, können Sie sich denken.

Die zweite Aufgabe des Anästhesisten ist herauszufinden, wie krank der Patient ist und was man ihm an Narkoseverfahren und Operation überhaupt zumuten kann. Dazu werden die Anamnese und körperliche Untersuchung und weitere Untersuchungsbefunde herangezogen. Anamnese kommt aus dem Griechischen und bedeutet ›herauf erinnern‹, man spricht mit dem Patienten, und der soll sich an seine Krankengeschichte erinnern und sie wiedergeben. Dazu gehören Fragen wie: »Haben Sie Allergien, sind Sie schon mal operiert worden und woran? Nehmen Sie Medikamente und welche? Haben Sie Probleme mit Herz, Lunge, Niere etc.? Können Sie zwei Stockwerke zu Fuß gehen?« Wenn der Patient das alles beantworten kann, dann weiß man schon viel über ihn. Zusammen mit der körperlichen Untersuchung kann man dann meistens entscheiden, weitere apparative Untersuchungen wie EKG oder Labor wegzulassen. Weiß der Patient die Antworten auf die Fragen nicht oder ist er sich nicht sicher und die Akte ist leer, dann braucht man meistens länger, und es werden oft Untersuchungen angefordert oder angeordnet.

Als Arzt interessiere ich mich natürlicherweise für den Körper und die Gesundheit. Diese Interessen teilen nicht alle Menschen mit mir. Man hat halt unterschiedliche Interessen. Dazu eine kleine Geschichte, die das veranschaulicht: Ich blieb mit meinem Auto auf der Autobahn liegen, da eine Sicherung durchgebrannt war. Mein Auto war ein dunkelgrüner Opel Astra, mit dem ich von München zum Krankenhaus, dem Arbeitsort meiner Wahl fuhr – täglich 96 Kilometer. In vielen Studien konnte übrigens gezeigt werden, dass Pendeln unglücklich macht. Je weiter die Strecke, desto mehr verlorene Zeit. Das kann ich bestätigen. An jenem Tag regnete es aus großen Kübeln, und es brannte die Sicherung für den Scheibenwischer durch. Von einer Sekunde auf die andere sah ich nichts mehr. Seitlich konnte ich die Leitplanke sehen, an der ich mich orientierte. Auf dem Seitenstreifen kam ich zum Stehen. Ich rief den ADAC. Dieser kam brav nach 20 Minuten. Da hatte es schon aufgehört, zu regnen.

Der Gelbe Engel fragte mich, was das Problem sei.

Ich sagte: »Mir ist eine Sicherung durchgebrannt.« Witzig, meinte ich jedenfalls.

Er lachte nicht. »Welche denn?«

»Die vom Scheibenwischer.«

»Und deshalb können Sie nicht mehr fahren?«

Mir wurde bewusst, dass ich gerade das Äquivalent zu einem Patienten war, der mit einem eingewachsenen Zehennagel nachts um drei in die Notaufnahme kommt. Unsinnig, unnötig und unerwünscht. Jetzt, wo der Regen aufgehört hatte, gab es keinen Grund mehr für ihn, zu mir zu kommen. Ich hätte locker selber am nächsten Tag in die Werkstatt fahren können. Da er schon mal da war und wir zusammen auf dem Standstreifen standen, wollte er helfen und fragte mich: »Wo ist Ihr Sicherungskasten?«

»Weiß ich nicht ...«, antwortete ich und dachte dabei: Du bist doch vom ADAC, du musst doch wissen, wo der Sicherungskasten beim Auto ist.

»Ich weiß das nicht. Wissen Sie, wie viele verschieden Autos es gibt? Und überhaupt ist es Ihr Auto, Sie müssen wissen, wo Ihr Sicherungskasten ist.« Und dabei sah er mich mit genau demselben Gesichtsausdruck an, wie ich Patienten anschaue, wenn ich sie frage, ob sie Tabletten einnehmen, und sie antworten: »Ja, so kleine weiße.«

»Wofür nehmen Sie die?«

»Ich weiß es nicht, die hat mir der Arzt verschrieben.«

Bei mir fiel in diesem Moment der Groschen. Manche Menschen interessieren sich so für ihre Gesundheit wie ich mich für mein Auto: nämlich gar nicht. Sie soll da sein, die Gesundheit. Wenn nicht, geht man zum Arzt. Mein Auto sollte seinen Job erfüllen. Mich von A nach B bringen – und das zuverlässig. Wenn es das nicht tut, frage ich jemanden, der sich damit auskennt. Damit er das wieder in Ordnung bringt. Zu diesem Zeitpunkt hatte ich plötzlich großes Verständnis und Empathie für viele Patienten entwickelt. Ich stand verdutzt da und dachte darüber nach, wie ungerecht ich zu vielen Menschen war, während die Autos mit zweihundert an mir vorbeiflossen wie das Blut an der Engstelle Arterie. ›Wusch, wusch‹, machte es, während ich meine Erkenntnis hatte und ich aus den Gedanken gerissen wurde, als der Mann in Gelb sagte: »Meistens ist er hier«, und unter das Lenkrad zeigte. Und siehe da, dort war er. Für die Sicherung, die kaputt war, hatte er keinen Ersatz dabei. Da es wieder zu regnen begann, sagte er: »Ich schleppe Sie zur nächsten Tankstelle. Da können Sie dann eine Sicherung kaufen.« Ja. Richtig. Wieder fühlte ich mich so wie die eine Frau, die den Rettungsdienst bittet, sie zur Apotheke zu fahren, damit sie sich die Pille danach kaufen kann. Ja, das ist mir als Notarzt wirklich passiert. Nein, wir haben sie nicht gefahren. Und wir haben ihr deutlich zu verstehen gegeben, dass ein Rettungswagen für andere Zwecke gedacht ist. Das wurde von einer Kollegin übertroffen, die als Notärztin von einem Alkoholiker zu sich nach Hause gerufen wurde, der vom Rettungswagen zur Tankstelle gefahren werden wollte, weil er nichts mehr zu trinken hatte.

Der ADAC-Mann fragte mich: »Wo ist Ihr Abschlepphaken?«

Mit zusammengepressten Zähnen musste ich sagen, dass ich auch das nicht wusste ...

»Meistens ist der beim Reserverad ...«

Dort war er. Während der ADAC-Mann mich zur Tankstelle schleppte, reflektierte ich im Regen, dass ich in Zukunft von meinem hohen Ross steigen und respektieren muss, wenn ein Patient seine Medikamente nicht kennt oder er nicht weiß, wofür er die überhaupt nimmt. Klar ist es besser, wenn man sich mit den Dingen beschäftigt, die uns so stark betreffen wie Gesundheit oder Mobilität, und dafür Verantwortung übernimmt. Nachvollziehen, wie das jemand ausblendet, kann ich jetzt jedenfalls – und das nennt man Empathie.

Zurück zur Prämedikation. Ich muss den Patienten kennenlernen, herausfinden, wie es um seine Gesundheit steht. Das schaffe ich durch Anamnese, Untersuchung und durch das Lesen der Akte mit den Untersuchungsbefunden. Dann muss ich mir überlegen, was für ihn speziell am besten ist und ihm das auseinandersetzen. Ich muss ihn über die Risiken aufklären und ihm die Angst vor der Operation und der Narkose nehmen. Der letzte Punkt steht zwar nirgendwo explizit als Pflicht, ist aber einer der wichtigsten bei dem Gespräch. Und dafür habe ich neun Minuten Zeit. Neun! Für alles zusammen. Sprechen, lesen, schreiben, Fragen beantworten und Ängste nehmen. Raten Sie einmal, was da zu kurz kommt. Neun Minuten reichen für einen gesunden Patienten, der weiß, dass er zur Operation auch eine Narkose haben will – was eine gute Idee ist, da Operationen ohne jegliche Betäubung zwar möglich, aber unangenehm sind. Für einen 82-jährigen Patienten, der seit dreißig Jahren Diabetes hat und herzkrank ist, reichen die nicht. Deshalb bekommen die gesunden Patienten dann nur drei Minuten, damit ich für die kränkeren mehr Zeit habe. So läuft es in Deutschland, und die neun Minuten sind ein Mittelwert. Ein Hausarzt hat je nach Patientenaufkommen noch weniger Zeit für seine Patienten. In England haben Hausärzte 15-Minuten-Termine vorgeschrieben. Das ist schon besser, doch trotzdem nicht sehr viel und sicher nicht das, was man sich unter einem fürsorglichen Gespräch vorstellt.

Mit diesem Wissen im Hinterkopf gehe ich zur Preassessment Clinic. Hier haben wir Termine für die Patienten, und alle Patienten werden von den Schwestern schon durch Aktenstudium und Telefoninterview vorausgewählt. Gesunde kommen nicht zu uns, sondern werden erst am OP-Tag vor der Operation aufgeklärt. Hier geht man davon aus, dass, wenn der Patient sich für die Operation entschieden hat, er auch eine Narkose dafür haben möchte. Sehr sinnvoll. Patienten, die das geringste Anzeichen von relevanter Vorerkrankung haben, bekommen einen Termin in der Preassessment Clinic. Hier sind 30 Minuten für ihn reserviert. Das heißt, anstatt der üblichen über vierzig Patienten, die mich sonst an einem Tag Prämedikationsambulanz erwarten, werden es hier bis zu maximal 16. Wenn ein Patient eine komplexe Vorgeschichte hat, was hier an der Uni öfter vorkommt, wird der nächste Termin mitgeblockt, und man hat eine ganze Stunde Zeit, sich mit ihm zu befassen. Ich fühle mich wie im Paradies, und da erinnere ich mich wieder daran: Ich bin es ja auch.

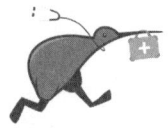

BARBIE UND KEN

Was dem Deutschen sein Auto, ist dem Neuseeländer sein Grill. Wenn man bei ihnen überhaupt von Statussymbolen sprechen kann, da sie eher bescheiden sind. Es sei denn, man spricht über den Barbecue-Grill. Die kleinste Version, die man im Baumarkt kaufen kann, entspricht einem Weber-Genesis-II-Gasgrill! Grillfläche 86 × 48 Zentimeter – Minimum. Links und rechts ausladende Flügel, auf die man die Berge von zu grillendem Gut abstellen kann. Klassisch ist der Grill geteilt in Rost und Fläche, auf der man Geschnetzeltes oder Gemüsestreifen braten und fachmännisch hin- und herschieben kann. Die Bedienungsanleitung ist einfach: Gas an, Piezozündung betätigen bei offener Haube des Grills, sonst kommt es zu unschönen Geräuschen und Verbeulungen. Dann die Haube des Grills schließen, um auf dem außen befindlichen Grillthermometer die steigende Temperatur abzulesen. Ein Bier öffnen. Die Grillzange in die Hand nehmen, die Funktionsfähigkeit der Grillzange durch zweimaliges Zuklappen überprüfen – bei Bedarf alle fünf Minuten wiederholen – und vor jedem direkten Gebrauch derselben. Die Zange muss ein deutlich hörbares klappendes Geräusch machen.

Die Haube öffnen und das Grillgut auf die vorgeheizte Fläche bringen. Geräusch und Geruch genießen. Einen Schluck aus der Flasche nehmen. Bei Bedarf mit anderem, in die Steinzeit zurückversetzten männlichem Freund anstoßen und weiteren Schluck nehmen. Grillgut beobachten und gelegentlich wenden. Schließlich verkünden, das Essen sei fertig. Dabei beflissen ignorieren, dass man zum Salatmachen, Einkaufen, Beilagenzubereiten, Tischdecken, schlicht zu allem, was sonst zum Essen gehört, absolut nichts beigetragen hat. Lob für den Grillmeister erwarten. Weiteren Schluck Bier trinken.

Als ich mir das kleinste Model im Baumarkt gekauft hatte, das man guten Gewissens kaufen konnte, ohne sich vor Gästen völlig zu blamieren, kamen als erstes Ken und seine Frau Helen zu Besuch. Wir hatten sie zum Angrillen eingeladen. Zu einem ›Barbie‹. Ken war Pilot eines Rettungshubschraubers bei Life Flight, dem neuseeländischen Äquivalent des ADAC – die sich komplett aus Spenden finanzieren. Ken weihte mich in die Dos and Don'ts des neuseeländischen Barbies ein. Hier erfuhr ich, was ich mir ohnehin schon gedacht hatte. Der Grill eines Mannes ist heilig. Man verleiht ihn nicht, so wie man sein Auto nicht verleihen würde. Ein Neues zumindest. In Deutschland ist es ja gelegentlich so, dass sich Gäste, die sich selbst das Grillgut mitgebracht haben, dies dann auch selbst grillen wollen, und zwar auf dem Grill des Gastgebers. Das wäre in Neuseeland der diplomatische Super-GAU, vergleichbar mit dem öffentlichen Anzweifeln der Potenz des Grillmeisters.

Ken sagte zu mir: »Ein Mann darf den Grill eines anderen Mannes nicht anfassen.« Während er das sagte, nahm er die Grillzange, klappte sie zweimal zu – funktioniert noch – und drehte sein Fleisch auf meinem Grill um.

Ich sah ihn an: »Du darfst ihn gerne anfassen, wenn du darauf stehst!«

Er sah mich auch an. Meine Antwort verwirrte ihn. Kam seltsam rüber.

Ich drehte mich um und ging ins Haus, und meine Frau sagte: »Die Kartoffeln sind jetzt fertig. Sind die Steaks schon durch?«

Mist, ich habe die völlig vergessen!, dachte ich mir und sagte: »I better double check!«, machte mir ein India Pale Ale auf und trat wieder auf das Deck. Der Blick auf die Hügel, das Meer, im Hintergrund die Südinsel, herrlich.

Ken griff nach der Zange. Ich nahm sie ihm sanft aus der Hand. »Mach das nicht ...« Ich klappte sie zweimal auf und zu und legte die Steaks auf den Grill.

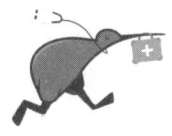

JANDALS

In Neuseeland gibt es zwei offizielle Arten, wie man sich immer und zu jeder Zeit fortbewegen kann: in Jandals und barfuß. Jandals ist die offizielle Bezeichnung für Flipflops. Sie heißen Jandals, nicht Thongs – so nennt man sie in Australien, böser Fehler – und nicht Flipflops. Jandals eben. Die Geschichte besagt, dass der Begriff entstand, als vor vielen Jahren ein japanisches Schwimmteam nach Neuseeland gekommen war. Ein Zuschauer war vom Schuhwerk der planschenden Freunde so begeistert, dass er sie selbst anzufertigen begann. Clever wie er war, nannte er sie Jandals – eine Neuschöpfung aus ›Japanese‹ und ›Sandals‹. Hat man keine zum Fuße, obwohl sie angebracht wären – also jederzeit –, dann kann man barfuß gehen. Zum Arzt, ins Krankenhaus, in den Supermarkt, zur Arbeit oder aber mein Favorit: wenn es regnet. Was macht der Deutsche? Er zieht wasserdichte GoreTex®-Schuhe an oder Gummistiefel. Was macht der Neuseeländer? Er zieht seine Schuhe aus. Und trägt sie. Gerne werden mal die hohen Hacken zur Arbeit oder zur Disko in der Hand getragen, bis zur Tür, dann rein, Schuhe an – und nach der Arbeit oder Disko auf dem Weg nach Hause wieder die Schuhe aus, in die Hand genommen und barfuß nach Hause. Das ist so entspannend – und schont dabei die Schuhe und den Geldbeutel. Gesünder ist es, da barfuß oder in Flipflops, Verzeihung in Jandals, zu gehen das Fußgewölbe trainiert. Einen weiteren Vorteil bietet der unmittelbarere Kontakt mit den Elementen, die in Neuseeland in uneingeschränktem Maße jederzeit zur Verfügung stehen. Der Neuseeländer trotzt diesen mit schier grenzenloser Gelassenheit. Ein Sturm, der es in Deutschland namentlich als Ludmilla oder Waltraud in die Nachrichten schafft, heißt hier nur ›The Breeze‹.

Einen einzigen Nachteil hat das Gehen mit Jandals: Sie können nur schlecht als Shoefiti verwendet werden. Schuh-feti-was? Shoefiti. Ein Trend, der sich inzwischen in Europa ausbreitet und der mit den Schotten nach Neuseeland kam: Nach dem Verlust ihrer Jungfräulichkeit stellten Schotten ein Paar Schuhe ins Fenster. Ursprünglich. Das Ritual wurde schnell dahingehend verändert, dass ein Paar an den Schnürsenkeln zusammengebundene Schuhe auf eine Telefonleitung geworfen wird. Durch das Gewicht an den Enden wirkt das Konstrukt wie eine Bola, wickelt sich um die Leitung und bleibt bis zum Sankt-Nimmerleinstag-Tag als ›Street Art‹ dort hängen – wie Graffiti, nur mit Schuhen, deshalb: Shoe-fiti. Der Anlass, warum ein Zeichen gesetzt werden soll, muss nicht immer dieses Ereignis sein. Inzwischen wird das Ritual auch vollzogen, um andere denkwürdige Anlässe zu markieren. Eine bestandene Prüfung oder das Ende einer gelungenen Feier. Inzwischen ist der Brauch in Neuseeland weit mehr verbreitet als im Herkunftsland oder sonst auf der Welt. Warum ist das so? Neuseeland bietet die besten Voraussetzungen dafür: Erstens gibt es dort oberirdisch verlegte Telefonleitungen, was bei circa 14.000 Erdbeben pro Jahr durchaus Sinn ergibt. Zweitens feiern sie hier gerne. Und drittens kann man, wenn man sich seiner Schuhe auf diese Weise entledigen möchte, problemlos barfuß nach Hause gehen. Oder in Jandals.

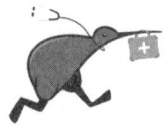

FACHARZTAUSBILDUNG

Um in Deutschland Facharzt zu werden, muss man die Voraussetzungen der Ärztekammer erfüllen. Diese prüft, ob man alles gemäß der Weiterbildungsordnung für den jeweiligen Facharzt erfüllt hat. Für einen angehenden Anästhesisten heißt das mindestens fünf Jahre arbeiten in dem Fach, wobei von diesen fünf ein Jahr Intensivmedizin Pflicht ist. Dann muss man verschiedene Spezialnarkosen wie ›Kinder unter fünf Jahren‹ oder ›Eingriffe am Kopf‹ oder ›im Brustkorb‹ und unterschiedliche Regionalverfahren und sogenannte ›rückenmarksnahe Verfahren‹ nachweisen. Nachweisen bedeutet, der für die Weiterbildung Verantwortliche, also der jeweilige Chef, muss einem schriftlich bestätigen, dass man sie durchgeführt hat. Dieses Zeugnis prüft dann die Ärztekammer auf formale Fehler und korrekten Inhalt. Dann wird man zum ›kollegialen Gespräch‹, wie die Facharztprüfung heißt, zugelassen. Diese dauert circa 45 Minuten. Man wird von zwei Prüfern befragt, die man in seiner Ausbildung nicht als Kollegen gehabt hat; meistens Professoren aus den Universitäten des jeweiligen Bundeslandes. Sind diese der Meinung, man erfülle den Facharztstandard, den sie sich vorstellen, ist man Facharzt. Das Gespräch hat keine formale Richtlinie, und man kann alles und nichts gefragt werden. In den seltensten Fällen fällt jemand durch. In der Regel besteht man das Gespräch und ist von da an für seine Narkosen selbst verantwortlich und für die der Nichtfachärzte, die man beaufsichtigt. Die Berufshaftpflichtversicherung möchte deshalb auch sofort mehr Geld sehen. Ungefähr so viel mehr, wie man als Facharzt mehr verdient als als Assistenzarzt.

In Neuseeland ist das völlig anders. Zuerst einmal wird in Deutschland die Einarbeitung eines Anästhesisten unterschiedlich ernst genommen. Bei mir selbst waren in Deutschland, als ich anfing, vier Wochen geplant, von denen dann schnell zwei und letztendlich eine Woche übrigblieb. Danach hatte ich meinen eigenen OP-Saal und konnte zwar immer jemanden rufen, wenn es Probleme gab, doch war ich von da an allein. Inzwischen ist es wohl besser geworden, und Dienste durfte ich erst nach einem Jahr machen und das ist auch heute meist noch so. In Neuseeland und Australien und Hongkong, die alle die gleiche Facharztprüfung für Anästhesisten haben, sieht es etwas anders aus.

Als Allererstes kann man sich nach dem Studium nicht einfach als Anästhesist bewerben. Man muss ein Jahr als House Officer (HO) durch verschiedene Abteilungen rotieren, ähnlich unserem Praktischen Jahr. Als Abteilungen müssen Innere Medizin und Chirurgie dabei sein. Man ist verantwortlich, die Patienten aufzunehmen, zu untersuchen und das zu dokumentieren. Nach dem Jahr hat man ungefähr eintausend Patienten körperlich untersucht, das dokumentiert und den behandelnden Ärzten vorgestellt. Das kann man dann. Als nächstes kommt das Jahr als Senior House Officer (SHO). Hier kann man sich in einem bestimmten Fach bewerben und Erfahrungen sammeln. Nach einem Jahr kann man sich dann für ein Trainingsprogramm bewerben. Um als Anästhesist genommen zu werden, muss man allerdings mindestens zwei Jahre SHO hinter sich haben, und davon muss eines nicht in der Anästhesie oder

Intensivmedizin sein. So soll sichergestellt werden, dass die Mediziner Erfahrungen aus anderen Gebieten mitbringen und keine reinen Fachidioten werden. So ist zumindest die Theorie. Falls die Bewerbung um eine Ausbildungsstelle erfolgreich ist, wird dem Assistenzarzt, der jetzt ›Registrar‹ heißt, die Ausbildung zugesichert. Dafür muss er zwölf verschiedene Module absolvieren wie Kinderanästhesie, Herzanästhesie, Geburtshilfe, Intensivmedizin und so schöne Dinge wie ›professionelles Verhalten‹. So ein Modul täte uns in Deutschland auch ganz gut. Nach zwei Jahren als Basic Trainee gibt es eine Prüfung, die sowohl schriftlich als auch mündlich ist und ›Primary‹ genannt wird. Die Durchfallquote liegt bei über 50 Prozent. Es werden Pharmakologie, Physiologie, Anatomie und Gerätekunde auf sehr hohem Niveau schriftlich und mündlich geprüft. Nach Bestehen kann man drei weitere Jahre als fortgeschrittener Trainee arbeiten und wandert durch die fortgeschrittenen Fächer. Hierzu gehört ein Einsatz in der Herzanästhesie sowie Kinderanästhesie. Nach diesen drei Jahren steht das ›Final‹ an. Das ist die Prüfung, nach der der Kandidat, der die dieses besteht, als unabhängiger Consultant arbeiten darf. Das bedeutet, fachlich ist ihm niemand mehr weisungsbefugt. Es gibt keine Oberärzte, die einem fachlich noch etwas sagen dürften, und der Chefarzt, der Head of Department, ist nur disziplinarisch vorgesetzt, nicht fachlich. Dementsprechend schwer ist die Prüfung. Im Übrigen wird der ›Chef‹ nicht eingesetzt, sondern von den Consultants des Departments aus ihren eigenen Reihen gewählt, um die Abteilung nach außen hin zu vertreten. Er ist nicht Chef auf Lebenszeit, sondern nur für einen vorher bestimmten Zeitraum. Wirklich mehr Geld bekommt er für diese zusätzliche administrative Rolle auch nicht. Das ist schon sehr anders als bei uns.

Doch zurück zur Prüfung: Die Kandidaten lernen ein bis zwei Jahre zwei bis vier Stunden pro Tag zusätzlich zur Arbeit. Einen Nachmittag der Woche hat man fürs Lernen frei.

Noch mal zum Mitschreiben: Fünf Stunden pro Woche haben die Trainees bezahltes Frei zum Lernen. Das ist im Dienstplan so hinterlegt. Je nach Fortschritt im Programm haben die entweder Teaching für ›Part I‹ oder für das ›Final‹. Das ist im Tarifvertrag so geregelt. Die fertigen Fachärzte haben einen Tag ›Non Clinical Day‹, bei dem sie ihrer Schreibarbeit oder der Ausbildung der anderem nachkommen.

Noch mal: Als Facharzt hat man einen ganzen Tag in der Woche für Papierkram – ohne Klinik – ohne Patientenkontakt. Einen ganzen Tag! In Deutschland müssen die Dinge, die nicht klinisch sind, einfach nebenbei oder nach der Arbeit erledigt werden.

Die Prüfung für das ›Final‹ selbst gliedert sich in zwei Abschnitte: Theorie, 150 Multiple-Choice-Fragen (MCQ) auf dem aktuellen Stand der wissenschaftlichen Literatur. Weiterhin fünfzehnmal ein bis zwei Seiten freier Text zu sogenannten ›short answer questions‹ (SAQ), bei denen man frei eine Frage ausführlich beantworten muss. Ebenso muss man zwei Patienten untersuchen, mit Anamnese und Vorstellung in je 18 Minuten. Wer das geschafft hat – hier liegt die Bestehensrate bei weniger als 50 Prozent, ausländische Fachärzte haben eine Chance von weniger als 5 Prozent, sie zu bestehen – der wird zu den mündlichen Prüfungen eingeladen, bei denen achtmal fünfzehn Minuten ein strukturiertes Szenario bearbeitet wird. Wer das schafft, kann sich FANZCA hinter den Namen schreiben, das bedeutet ›Fellow of the Australian and New Zealand College of Anaesthesists‹, und hat seine Schäfchen im Trockenen. Denn ein Facharzt bzw. Consultant verdient ungefähr das Doppelte wie ein Assistenzarzt und bekommt die Erlaubnis, in privaten Krankenhäusern zu arbeiten. Dort verdient er an einem Tag so viel wie in einer ganzen Woche im öffentlichen Krankenhaus.

Das ist der Grund, warum die Prüfung so schwer ist. Sie ist das Nadelöhr zum Geld. Und immer wenn es um Geld geht, wird die Stufe der Treppe plötzlich höher. Ist überall so auf der Welt. In jedem Beruf.

Da Neuseeland neben den USA das Land ist, in dem es politisch am korrektesten zugeht und in dem Diskriminierung unbedingt zu vermeiden ist, müssen sich die Colleges besondere Strategien ausdenken. Denn sie haben eine klare Vorstellung, wen sie in ihren Stand erheben wollen und wen nicht. Sie sind auf ausländische Mediziner angewiesen, weil das System nicht genügend Ärzte abwirft, um den Bedarf zu füllen. Doch da möchten sie am liebsten Engländer und Südafrikaner, da die Ausbildung ihrer am meisten ähnelt. Wen sie nicht wollen, sind Asiaten und Inder. Das dürfen sie selbstverständlich nicht sagen. Wie sorgen sie dafür, dass diese Ärzte die Prüfung nicht bestehen? Um politisch völlig korrekt vorzugehen, ist die Prüfung absolut gleich für alle. Und dabei so angelegt, dass man, wenn man nicht in dem System großgeworden ist, oder in einem sehr ähnlichen, so gut wie keine Chance hat, sie zu bestehen.

Beispielsweise wird bei der körperlichen Untersuchung des Patienten eine strikte Reihenfolge eingehalten. Man misst den Puls, den Blutdruck, dann hört man das Herz ab und so weiter. Dabei wird immer rechts angefangen. Rechts vom Patienten, an dessen rechter Hand. Wer zum Pulsfühlen die linke Hand nimmt, ist durchgefallen. Wer zuerst das Herz abhört, ist durchgefallen. Diese kleinen Feinheiten sind es, die es ausländischen Ärzten fast unmöglich machen, durch die Decke zu stoßen. Dabei ist die Prüfung ja völlig gerecht, sie ist ja für jeden absolut gleich.

Wie überall sonst, zahlt sich Hartnäckigkeit aus. Wer es unbedingt will, schafft es irgendwann. Zwei Beispiele: Ein russischer Neurochirurg, der in Russland seinen Facharzt gemacht hatte, kam nach Deutschland und machte an der Universität in Bonn seine gesamte Facharztausbildung inklusive Prüfung noch mal. Als er nach Neuseeland kam, Sie ahnen es, begann er von vorne, absolvierte also die gesamte Facharztausbildung zum dritten Mal. Eine deutsche Fachärztin für Anästhesie wurde ins Trainingsprogramm aufgenommen, allerdings durfte sie nicht als einfache Assistenzärztin beginnen, da ihr noch das Jahr ›nicht Anästhesie‹ fehlte. So musste sie als SHO, also unter Assistenzarztniveau, ein Jahr in der Notaufnahme arbeiten, bevor sie zum Anästhesie-Training überhaupt zugelassen wurde. Man bedenke: als schon fertige deutsche Fachärztin.

Ein Vorteil, den die Neuseeländer und Australier von diesem System haben, ist der, dass viele sehr hoch oder sogar überqualifizierte Fachkräfte für weniger Geld arbeiten.

Welche Ausbildung finde ich besser? Von welchem Anästhesisten würde ich mir eine Narkose machen lassen? Von einem Facharzt aus Deutschland oder einem frisch gebackenen FANZCA?

Bei all der Theorie, die den Ärzten in Neuseeland beigebracht wird, kommt die Praxis etwas zu kurz. Ein Anästhesist als Assistenzarzt ist die ersten zwei Jahre eins zu eins eingeteilt. Das bedeutet, er steht die ersten zwei Jahre nie alleine im OP-Saal, und der Facharzt ist die ganze Zeit über dabei. Je nach Persönlichkeit macht dieser alles selbst und fragt den Assistenzarzt jeden Tag aus. Theorie lernt man so natürlich sehr viel, selber machen eher weniger. Als ich meinen Facharzt in Deutschland machte, hatte ich über eintausend Peridural-Anästhesien für eine Geburt oder Bauchoperation gestochen. Hier liegt der Durchschnitt bei zweihundert für den frischen Facharzt. Hinzu kommt, dass das, was wir in Deutschland am Vormittag im OP abarbeiten, in Neuseeland das OP-Pensum des ganzen Tages ist. Wir bekommen damit die doppelte Praxiserfahrung. Wenn man jetzt hinzunimmt, dass man in Neuseeland anfangs immer zu zweit eingeteilt ist, fehlt einem schlichtweg die praktische Übung. Robert Greene schreibt in *Mastery* – in der deutschen Ausgabe *Perfekt! Der überlegene Weg zum Erfolg* –, dass man ungefähr 10.000 Stunden Übung braucht, um Meisterschaft auf einem Gebiet zu erlangen. Das macht bei einer 40-Stunden-Woche und ungefähr 40 Wochen im Jahr knapp sechseinhalb Jahre. Und siehe da: Das entspricht ungefähr dem Durchschnitt der Facharztausbildung oder Lehre, Gesellen- und Meisterausbildung zusammen. Es ist keine Überraschung, dass es ungefähr sieben Jahre dauert, bis man eine Kunst zur Meisterschaft gebracht hat. Das Gleiche gilt übrigens für einen Sport, mit dem man sich intensiv beschäftigt.

Direkt nach dem Facharzt hätte ich lieber von einem deutschen Facharzt eine Narkose, da er einfach fünfmal mehr Praxis hat als ein Neuseeländer. Zehn Jahre nach der Prüfung, wenn der Anästhesist an Praxis aufgeholt hat, hätte ich gerne eine Narkose von einem echten FANZCA.

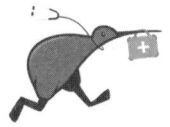

TOUGHEN UP!

›Toughen up‹ bedeutet ›Stell dich nicht so an!‹ oder ›Werde härter!‹. Und darin sind die Neuseeländer besonders gut. Man bekommt es zu hören, wenn wir in Deutschland sagen würden: ›Ich hör nur mimimi!‹

Kein isoliertes Haus und Einfachverglasung? Toughen up!

Keine Heizung und zwölf Grad Innentemperatur im Winter? Toughen up!

Nur Sandalen und Shorts im Winter? Toughen up!

Dass Rugby nicht Fußball ist, ist jedem klar.

»Rugby ist ein Spiel für Hooligans, das von Gentlemen gespielt wird; Fußball ist ein Spiel für Gentlemen, gespielt von Hooligans.« Ob das Zitat von Winston Churchill stammt, ist nicht ganz sicher. Sicher ist, dass es den Sport gut beschreibt.

Und dass sich Rugby sehr gut eignet, um diese Eigenschaften der geistigen und körperlichen Härte zu üben, wird klar, wenn man bedenkt, dass die meist einzige Schutzausrüstung, die getragen wird, ein Tape um den Kopf ist, das die Ohren bedeckt. Nicht um sie vor Stößen zu schützen – dafür ist das ungeeignet –, sondern damit die Ohren nicht aus Versehen abgerissen werden – im Eifer des Gefechts, versteht sich.

Wenn man genügend ›toughen up!‹ gemeistert hat, dann ist man ›one tough cookie‹, ein harter Keks. Wenn jemandem jemals der Titel eines harten Kekses zustand, dann Buck, einem Spieler der All Blacks. Den ultimativen Beweis für die mentale und physische Stärke der Neuseeländer zeigte er 1986 in einem Testspiel gegen Frankreich. Das Spiel war so hart, dass es in die Sportgeschichte als ›Die Schlacht von Nantes‹ einging. Wayne ›Buck‹ Shelford lag nach circa 20 Minuten gespielter Zeit am Boden, bei einem Ruck. Ein Ruck ist ein ›offenes Gedränge‹, bei dem die beiden Mannschaften versuchen, einander gegenseitig wegzuschieben. Dabei werden erhebliche Kräfte frei. So zog er sich eine unangenehme Verletzung zu, und zwar einen Riss im Hodensack. Er ging mit einem Hoden heraushängend an die Seite des Spielfelds und wies die Sanitäter an, ihn wieder zuzunähen. Das Ganze wurde live im Fernsehen übertragen. Danach ging er wieder auf das Spielfeld und spielte bis zum Ende des Spiels weiter. Neuseeland verlor das Spiel gegen Frankreich, und Buck bezeichnete die Niederlage später als »Fauxpas«. Dazu kann ich nur sagen: »Toughen up!«

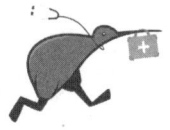

CRICKET

Wir sind auf ein ›Barbie‹ bei unseren Nachbarn Donna und Jason eingeladen. Jason arbeitet als Feuerwehrmann. Ich fasse den Grill nicht an. Donna hat früher Cricket gespielt, erzählt mir Jason. Cricket ist nicht das Spiel, das sich Deutschen auf Anhieb erschließt. Oder überhaupt Menschen außerhalb des Commonwealth – der Länder, bei denen die Engländer als Kolonialmacht die Sportgeschichte geschrieben haben. Alle Commonwealth-Länder spielen meistens sowohl Rugby als auch Cricket. Immer wenn man ein Thema nicht auf Anhieb versteht, kann man sich von der Komplexität her von unten nach oben hocharbeiten, bis man ein Konzept verstanden hat, und dann langsam wieder ins Detail nach unten runter gehen. Das funktioniert bei Diskussionen, bei denen man so weit vom Detail weg zu Prinzipien hin geht, bis man gemeinsamen Boden gefunden hat, um dann langsam wieder zu den Details zu kommen, bei denen man nicht übereinstimmt, und dann von da aus das Diskutieren anfängt. Bei mir in der Medizin ist das häufig ›Was ist das Sicherste für den Patienten?‹. Leider ist das nicht immer der größte gemeinsamen Nenner. Öfter ist er das, was am schnellsten geht oder schlimmer: was am teuersten ist. Was hat das mit Cricket zu tun? Von Cricket verstehe ich überhaupt nichts. Ich weiß aber, es ist ein Ballspiel. Bei Ballspielen geht es im Wesentlichen immer um zwei Dinge: Territorium, das zu verteidigen ist, und Augen-Extremitäten-Koordination innerhalb eines vorgegebenen Zeitrahmens und eines definierten Raumes. Das haben Fußball, Rugby, Tennis, Wasserball, Baseball, Volleyball und eben Cricket gemeinsam. Man muss etwas verteidigen. Einen definierten Raum, ein Tor, eine Linie, und man muss mit Geschicklichkeit verhindern, dass der oder die anderen ein Objekt dorthin bringen. Außerhalb der eigenen Kontrolle. Von diesen Grundprinzipien aus kann man jedes Ballspiel erst mal generell erklären. Dann kommen die Details. Es gibt zwei Kontrahenten – Einzelpersonen oder Mannschaften. Es gibt innerhalb einer Mannschaft Personen, die spezielle Aufgaben haben: Torwart, Schläger, Werfer, Verteidiger. Oft kommt es zu Einzelduellen zwischen denen, die im Besitz des Balles sind. Ein Heldenkampf, stellvertretend für die Völker. Achill und Hektor, die Helden des Spiels, kommen in den Olymp, können sich ihre Geschlechtspartner aussuchen und zeugen wunderschöne, intelligente Kinder. Nein. Nicht so einfach. Jedoch hat es im Allgemeinen Vorteile, in dem jeweiligen Nationalsport herauszuragen, mindestens finanzielle. Ich denke da zum Beispiel an Ronaldo und Uli Hoeneß. Cricket ist da keine Ausnahme, nur kennen wir Deutschen die Helden dieses Spiels meistens nicht. Das Durchschnittsgehalt eines indischen Profi-Cricket-Spielers liegt bei 4,3 Millionen US-Dollar pro Jahr. Und ist damit deutlich höher als das eines durchschnittlichen Bundesliga-Profis. In Neuseeland ist das weniger, sie sind ja auch sonst bescheidener. So ist Cricket im Prinzip ganz einfach. Es gibt zwei Mannschaften. Es gibt ein Helden-Duell zwischen dem Bowler (Werfer) und dem Batsman (Schlagmann). Beide stehen sich auf dem Pitch gegenüber, das 3 Meter breit und 20 Meter lang ist. Der Bowler versucht, mit einem Ball ein paar Holzstücke zu treffen –

das Wicket. Der Batsman will das verhindern, indem er davorsteht und mit seinem Bat – dem Schläger, ähnlich einem Baseballschläger, nur mit einer flachen Seite – den Ball wegschlägt. Schafft das der eine oder der andere, gibt es Punkte. Wer am Schluss die meisten Punkte hat, hat gewonnen. So weit so einfach. Wenn der Batsman den Ball wegschlägt, wechseln Batsman und Bowler die Seiten. Der Batsman läuft auf die andere Seite des Pitches – hier steht auch ein Wicket –, und er bekommt einen Punkt, einen Run. Schlägt er den Ball so weit, dass er das ganze Spielfeld verlässt, ohne dass ihn einer der gegnerischen Mannschaft fangen kann, gibt es vier Runs. Landet der Ball außerhalb des Spielfelds, ohne vorher den Boden zu berühren, gibt es sechs Runs. Kann die gegnerische Mannschaft den Ball in der Luft fangen, scheidet der Batsman aus. Trifft der Bowler das Wicket, scheidet der Batsman ebenso aus, und ein anderer aus seiner Mannschaft nimmt seinen Platz ein. Sind zehn Batsman-Spieler ausgeschieden, wechseln die Mannschaften von Bowler zu Batsman. Wie oft man das macht, wird in Innings gezählt, und das Spiel ist vorbei, wenn vier Innings gespielt wurden. Das Test-Cricket ist die Krone aller möglichen Spiele. Hier spielen die Nationalmannschaften gegeneinander, und es dauert bis zu fünf Tage. Richtig, fünf Tage! Da in den Sechzigern der Fernseher Einzug in die Wohnzimmer hielt, wurde ein deutlich kürzeres und damit dramatischeres Format eingeführt. Es dauert nur einen Tag. Kann das spannend sein? Oh ja! Cricket ist brutal. Warum? Der Ball ist aus Kork und nur mit einer Lederschicht umhüllt. Der Ball ist hart. Der Batsman braucht Schutzausrüstung für Knie und Schienbein. Er trägt Handschuhe und einen Helm. Meistens noch einen Tiefschutz für seine Gentleman-Teile. Das war's. Aber sonst trägt niemand Schutzausrüstung, keine Handschuhe. Das bedeutet, sie versuchen einen Korkball in der Luft mit bloßer Hand zu fangen, der mit voller Wucht mit einem Bat geschlagen wurde. Der Ball hat bei Profispielen eine Geschwindigkeit von 130–150 Stundenkilometern. Für aktive Cricketspieler ist es so normal, sich dabei die Finger zu brechen, wie es Knieverletzungen für Fußballspieler sind. Zu den erwähnten Regeln kommt eine Myriade kleiner Unterregeln, die für sich im Einzelnen so logisch sind wie das Abseits beim Fußball, doch in der Sammlung Cricket für einen Laien schwer verständlich machen. Wenn Sie dennoch in Ihrer nächsten Unterhaltung über Cricket glänzen wollen, können Sie sich den ›Underarm Incident‹ von 1981 merken. Damals spielte Australien gegen Neuseeland. Ein Klassiker, wie England gegen Deutschland beim Fußball. Und hier kam es zu einem Vorfall, über den bis heute gesprochen wird. Australien lag am Ende des Tages und kurz vor Ende des Spieles mit sechs Runs vorne. Australien hatte den letzten Wurf im ganzen Spiel. Neuseeland hätte mit einem Schlag, der den Ball außerhalb des Spielfeldes befördert, ohne den Boden zu berühren, unentschieden spielen können. Um das zu verhindern, wählte der australische Bowler eine Technik, die lange Zeit unüblich war, jedoch – noch – nicht verboten. Er rollte den Ball auf das Wicket zu und machte den Schlag für sechs Runs damit unmöglich. Australien gewann und wurde des Unfair Plays beschuldigt. Bis heute. Wenn Sie mitreden wollen, sagen Sie: »Der Underarm Incident war unfair und gegen den Geist des Spiels!« Außer Sie sprechen mit einem Australier. Als ich erfahre, dass Donna Cricket gespielt hat, frage ich sie fachmännisch: »Wie viele Finger?«

»Ach, nichts Besonderes, nur drei«, meint sie mit einer wegwerfenden Handbewegung.

»Toughen up«, denke ich mir nur.

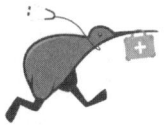

CIRS

Es ist ein sonniger Freitagnachmittag. Das kann ich nicht sehen, weil der OP keine Fenster hat. Doch ich bekomme es von Mr. Tait gesagt, der die Freitagnachmittags-Liste in diesem OP hat. Diese Liste enthält die Operationen, die von 12:00 bis 17:00 Uhr erledigt werden müssen bzw. können. Es sind sieben Patientinnen. Sieben, die heute den Termin für ihre Abtreibung haben. Mr. Tait ist der Chef der gynäkologischen Abteilung und im Wellington-Hospital der Gynäkologe, der diese Eingriffe durchführt. Ich bin als Anästhesist eingeteilt. In Neuseeland gibt es kein Alters-Limit für die Einwilligung zu einem Schwangerschaftsabbruch. Es müssen zwei Gynäkologen dem Eingriff zustimmen. Neuseeland hat leider eine der höchsten Raten für Vergewaltigungen und sexuelle Übergriffe weltweit, wobei sich für Maori-Frauen die Risiken noch einmal verdoppeln. Das Risiko, als Mädchen oder Frau Opfer eines sexuellen Übergriffes zu werden, ist unglaubliche eins zu drei als Teenager bis 16 und eins zu fünf als erwachsene Frau. Dementsprechend voll ist jede Woche die OP-Liste von Mr. Tait, wobei ein Verbrechen natürlich nicht der einzige Grund für eine Abtreibung ist.

Mr. Tait teilt uns mit, dass wir uns im Gegensatz zu der sonst üblichen neuseeländischen Gemütlichkeit beeilen müssen, da er um 16 Uhr eine Verabredung zum Golfspielen hat. Entschuldigen Sie das Klischee. Dass es ein Golf spielender Arzt ist, tut mir leid, doch es war so. Denken Sie sich einfach, er hätte eine Verabredung zum Tee gehabt. Er selbst packt kräftig mit an, schiebt die Patientenbetten selbst in den OP, von dem aus die Patientinnen auf den OP-Tisch klettern, um dann von mir betäubt zu werden. Das ist ungewöhnlich und würde man sonst nicht beobachten können. Nicht dass die Patienten vom Bett auf den OP-Tisch klettern, sondern dass der Chef selbst mit anfasst und die Betten schiebt. Es liegt ihm offensichtlich viel an dieser Verabredung. Alle packen mit an und geben sich große Mühe, damit Mr. Tait pünktlich zu seiner Golfverabredung kommt. Es geht etwas zu schnell. Und da passiert es. Das Bett, mit dem die Patientin in den OP gefahren wird, hat einen Infusionsständer am Kopfende montiert, von dem an der Spitze vier Haken wegstehen, an die man Infusionsflaschen hängen kann. Im OP selbst haben wir keine extra Infusionsständer, sondern Leisten an der Decke, von denen Haken hängen, an denen man die Infusionsflaschen befestigen kann. Es passiert, als die Patientin es sich gerade auf dem OP-Tisch bequem gemacht hat. Ich stehe mit dem Rücken zu ihr und ziehe am Narkosewagen die Medikamente für ihre Narkose auf. Mr. Tait zieht mit ausgestrecktem Arm das Bett hinter sich her aus dem OP-Saal. Die OP-Schwestern richten die Instrumente. So bemerkt niemand von uns, dass sich die Haken verhaken. Da Mr. Tait ein großer und starker Mann ist, reißt er die Leiste mitsamt den Haken aus der Decke. Der Putz rieselt herab, ein Handteller-großes Stück Decke fliegt mit lautem Krach auf das Kissen neben den Kopf der Patientin. Für einen kurzen Moment steht alles still, und jeder blickt auf das Ereignis: Das Bett, das mit der Decke verhakt dasteht. Mr. Tait, der das Bett mit einer Hand festhält. Die Patientin auf dem OP-Tisch. Der Putz am Boden. Man kann in

Mr. Taits Gesicht viele Gedanken lesen. ›Ich komme nicht mehr pünktlich‹, ist einer davon. Andere Gedanken haben einen mehr emotional gefärbten Ton, und obwohl er sie nicht ausspricht, kann man das Wort ›Fuck‹ auf seiner Stirn fast geschrieben stehen sehen. ›Wie kann ich jemand anders dafür verantwortlich machen‹, ist ein weiterer Gedanke. Doch als Einziger mit einer Hand am Bett ist das schwierig. Er versucht es trotzdem kurz. Ich hätte nicht aufgepasst, sagt er zu mir. Hier hilft mir eine neuseeländische Bierwerbung. Die Brauerei Tui, vergleichbar mit Löwenbräu, nicht vom Geschmack her, sondern durch Verbreitung und Bekanntheit, fährt seit Jahren eine Kampagne, bei der offensichtlich falsche Aussagen mit einem einfachen ›Yeah, right!‹ – Ja, sicherlich!, beantwortet werden. Dazu gehört ein spezieller ironischer Tonfall. Beispiele dafür sind: ›Ich räume auf, nachdem ich mich hingelegt habe!‹ – ›Yeah, right!‹, ›Jetzt an Weihnachten, lass uns ein bisschen an Jesus denken‹ – ›Ja, sicher!‹. Ich sehe ihn an, wie er immer noch das Bett in der Hand hält, und sage: »Yeah, right!« Der Versuch der Anschuldigung ist sofort vom Tisch. Die Patientin wird aus dem OP gebracht und die Liste erst mal gestoppt. Seinen Golftermin kann er trotzdem nicht einhalten. Hier muss erst mal Erklärungsarbeit geleistet werden. Ich schreibe einen CIRS-Report. Das war ein Critical Incident, und es hätte jemand zu Schaden kommen können. Bei einem CIRS-Report geht es nicht um Schuld, so wie das Mr. Taits erster Reflex war. Nicht darum, jemandem die Schuld zu geben, sondern darum, welche Voraussetzungen man in dem System ändern kann, damit das Problem nicht mehr auftreten kann.

Das Verständnis von Fehlern ist: Menschen machen Fehler, und wir können das nicht ändern, auch wenn wir noch so gut aufpassen. Besser ist es, das System, in dem Menschen arbeiten, sicherer zu machen, sodass Menschen diesen speziellen Fehler nicht noch einmal machen können. Ein ganz einfaches Beispiel sind Schutzkappen vor wichtigen Schaltern oder sogar Schlüsselschalter vor ganz wichtigen Dingen, damit dieser spezielle Schalter nicht aus Versehen gedrückt werden kann. Diese Vorrichtungen wurden erst erfunden, nachdem schon öfter jemand aus Versehen draufgedrückt hatte. In der Medizin gibt es zum Beispiel für die Gasanschlüsse im OP verschiedene Durchmesser, damit nicht aus Versehen der Sauerstoff- und Lachgasschlauch vertauscht werden. Niemand soll mit 100 Prozent Lachgas statt mit 100 Prozent Sauerstoff beatmet werden. Diese Anschlüsse gibt es, weil das passiert ist, und daraufhin eine DIN-Norm und jetzt EU-Norm festgelegt wurde.

Ein CIRS-Report kann kurz ausfallen. Da ich mich im Simulationscenter mit Fehlern beschäftige, fiel meiner etwas länger aus. Man beschreibt den Vorfall und gibt seine Meinung und Ideen weiter, wie der Vorfall in Zukunft vermieden werden könnte. Damit die Mitarbeiter, wie zum Beispiel ich, solche Meldungen überhaupt abgeben, werden die oft in einem anonymen System erfasst. Das heißt, über einen Umweg anonymisiert, sodass der konkrete Fall nicht mehr erkannt werden kann. Nur wenn man keine Angst zu haben braucht, für seinen Fehler an die Wand gestellt zu werden, traut man sich, darüber zu sprechen. So die Theorie. In Wellington war das CIRS-System nur halb anonym, weil trotz der Größe der Universität jeder jeden kannte und der spezielle Vorfall innerhalb kürzester Zeit die Runde durch die üblichen Kanäle der Buschtrommeln machte. Der Umgang mit Fehlern ist in Neuseeland prinzipiell offener als in Deutschland, sodass das hier funktionierte. Was habe ich als Ursachen für die Beinahe-Katastrophe hineingeschrieben:

Beitragende Faktoren:

- Zeitdruck
- Hektik
- Produktionsdruck
- Personalmangel

Verbesserungsvorschläge:

- Kürzere Infusionsständer an den Betten, sodass sie sich nicht verhaken können.
- Das Bett darf nur von zwei Personen gefahren werden.
- Der Patient darf nur umgelagert werden, wenn der Anästhesist bereit ist und nicht mit dem Rücken zum Patienten steht.
- Wenn Mr. Tait regelmäßig am Freitagnachmittag Golf spielt, könnte das vermieden werden, indem die ›Liste‹ auf den Vormittag oder an einen anderen Tag gesetzt wird.

Jeder der einzelnen Vorschläge hätte den Vorfall verhindern können. Wenn man sich die jetzt anschaut, werden die Maßnahmen eingeteilt in ein Vier-Quadranten-System mit den Achsen: leicht umzusetzen/ schwer umzusetzen – hierunter fällt auch teuer –, hohe Effektivität – also hohe Wahrscheinlichkeit, dass der Fehler vermieden wird – und niedrige Effektivität.

Man sucht nach einfachen, günstigen Maßnahmen mit hoher Effektivität. Kürzere Infusionsständer wären zwar umsetzbar, aber teuer und aufwendig. Was von der CIRS-Kommission beschlossen wurde, war, dass Mr. Taits ›Liste‹ von nun an mittwochvormittags angesetzt wurde. Auf dem Gang im Krankenhaus traf er mich einmal und sagte mir, es sei meine Schuld, dass er jetzt am Mittwochvormittag operieren müsse. Woraufhin ich trocken erwiderte: »Yeah, right!«

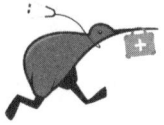

DEUTSCHE KRABBELGRUPPE

Eigentlich wollten wir, wie viele Deutsche, die in Urlaub fahren, mit anderen Deutschen nichts zu tun haben. Da unterscheiden wir uns von so ziemlich allen anderen Nationen auf der Welt. Um im gleichen Land zu bleiben: Wenn ein Neuseeländer in Europa einen andern Neuseeländer trifft, gibt es ein großes Hallo und Hurra. Und wo kommst du genau her, und wen kennst du, den ich auch kenne? Es gibt immer jemanden, den beide kennen.

Wenn man als Deutscher andere in einem anderen Land Deutsch sprechen hört, schweigt man meistens und tut so, als würde man nichts verstehen. Wobei die anderen Deutschen uns natürlich auch erkannt haben und sich genauso verhalten, als kämen sie von sonst woher, aber nicht aus Deutschland. Schließlich macht man Urlaub, und da möchte man mit seinesgleichen nichts zu tun haben. Und so haben wir uns standesgemäß erst mal an alle anderen Nationen gehalten, die es in Wellington in ausreichender Menge gibt. Circa 80 Prozent sind von woanders. Es ist so ungefähr jede Nation in Neuseeland vertreten, die man sich vorstellen kann. Und so schlossen wir außer mit Kiwis auch mit Familien aus anderen Ländern Freundschaft. Bei einer Sache jedoch war uns die Heimat wichtig: bei der Sprache.

Yannick hatte gerade begonnen zu sprechen, als wir abflogen, und er hatte in Neuseeland vorsichtshalber erst einmal drei Monate geschwiegen, bevor er dann erneut anfing zu sprechen. Diesmal allerdings auf Englisch, sodass seine erste Sprache offiziell Englisch ist.

Um Deutsch als Sprache zu erhalten, gingen wir in die deutsche Krabbelgruppe. Dort trafen wir die anderen Deutschen aus Wellington, und schnell stellten wir Folgendes fest: In der überwiegenden Mehrzahl der Fälle war es der Mann, der Arbeit in Neuseeland hatte. Die Frauen waren mitgegangen. Das führte zu der Situation, dass der Mann in den meisten Fällen in ein soziales Umfeld implantiert wurde, durch seine Arbeit und seine Kollegen. Die Frau hingegen meistens nicht. In der Krabbelgruppe trafen sich dann die Frauen mit Kindern, die wenig bis kein anderes soziales Umfeld hatten. Sie hatten hier keine Arbeit und konnten sich stundenlang darüber auslassen, was zu Hause alles besser war. Die Häuser, die Schule, der Supermarkt, das Wetter und wahrscheinlich auch das Knäckebrot. Das mit anzuhören war für mich schwer zu ertragen, allerdings eröffnete es mir wieder eine neue Sicht auf die Dinge. In Deutschland hatte ich mich oft gefragt, wie es möglich war, dass eine türkische Mutter, die seit zwanzig Jahren im Land lebte, kein Deutsch sprach. Plötzlich wurde mir das klar. Die Situation war genau die gleiche. Der Mann hat Arbeit und soziales Umfeld, und sie hat andere türkische Mütter, denen das Wetter in der Türkei auch besser gefällt als in Deutschland. Einkaufen kann sie in einem Supermarkt, ohne ein Wort zu sprechen. Ihre Peergroup unterstützt sie bei allem, was sie braucht – und teilt ihre Meinung. Ich fand das erschreckend und erhellend zugleich. Plötzlich wurde mir ein Grund dafür klar, warum Integration so schwierig ist – überall auf der Welt. Auch hier bildet Reisen.

Letztendlich sind wir nicht mehr hingegangen, weil wir das Lästern über das schöne Land nicht mehr ertragen konnten und Margit angefangen hat, zu arbeiten. Damit hatte sie dann auch ein anderes soziales Umfeld. Für die Kinder haben wir eine Tagesmutter engagiert, die genauso viel gekostet hat, wie Margit verdiente.

Eine Sache, die uns dennoch verbunden hat und die wir auch die ganze Zeit beibehalten haben, war, sonntags mit anderen Deutschen *Tatort* zu schauen und danach darüber zu lästern.

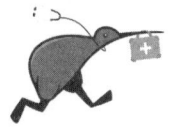

PINK CAMOUFLAGE

Andy schaute mich ungläubig an und zog eine Augenbraue hoch. So wie das nur Engländer können. »Zuerst läufst du in diesen unaussprechlichen Yoga-Pants ins Krankenhaus, und jetzt möchtest du mir Stilhinweise geben?«

Zugegeben, das stimmte. Zu Hause hatte ich immer Knieschmerzen beim Laufen bekommen und war deshalb über fünf Kilometer nicht hinausgekommen. In Neuseeland angekommen, versuchte ich es noch einmal, diesmal mit Cross-Country, also Geländelauf. Dadurch, dass nicht wie auf Asphalt, jeder Schritt auf dieselbe Stelle des Knies hämmert, und dadurch, dass jeder Schritt ein bisschen anders aufsetzt, werden das Bein, das Knie und der Fuß zwar ein wenig mehr gefordert, jedoch nicht so einseitig belastet. So konnte ich länger laufen. Dadurch und durch meine ›Skins‹. Skins kommen aus Australien und sind die ersten Kompressionssporthosen und überhaupt die erste Kompressionsunterwäsche für Sportler. Durch die läuft man zwar nicht schneller, doch durch die Kompression werden die Mikrovibrationen reduziert, man bekommt weniger Muskelkater – und die Muskeln werden dabei unterstützt, zurück in ihre Ausgangsposition zu kommen. Es gibt Hosen und Oberteile. Die Hosen haben circa 80 Den, sind blick- und UV-dicht – nützlich bei einer Burn Time von 8 Minuten – und haben eben eine Kompressionsfunktion. Seit ein paar Wochen lief ich morgens zur Arbeit hin und abends zurück. Da sich mein Weg teilweise weitab von der Straße zog und dort reichlich Ginster vorhanden war, hatte ich mir die Outdoor-Variante zugelegt, die ein bisschen dicker war und einen gewissen Schutz gegen Stachel versprach. Dieses war im ›Digital Camouflage‹-Design. Zugegeben etwas gewagt. Das Muster hat sich in Down Under nicht durchgesetzt, es war nur eine Saison im Handel. Zu progressiv. Die schwarze Variante gibt es immer noch. Vielleicht wäre es besser gewesen, ich hätte eine Boxer Short drübergezogen, doch den Sinn sah ich irgendwie nicht. Sehr zum Leidwesen meiner Kinder, denen ich schon ohne diese Hose zum peinlichen Vater geworden war. Mit der Hose wurde es nicht besser. Von dieser Hose sprach Andy, als er sie ›Yoga-Pants‹ nannte. Er hatte einen Blick darauf erhascht, als er mich kurz vor dem Krankenhaus mit seinem Audi TT fast überfahren hätte. Er behauptete, mich aufgrund der Tarnfarben übersehen zu haben. Ich bezweifele das. Andy war einer von zwei Ärzten in Wellington, die einen Audi TT fuhren. Andys TT war schwarz. Und auch sonst legte er viel Wert auf Stil. Inzwischen fährt er einen Bentley. Der andere TT auf dem Krankenhausparkplatz war rot, hatte als Nummernschild ›BLUT‹ und gehörte passenderweise einem Hämatologen – also einem Arzt, der sich mit Krankheiten des Bluts beschäftigt. Fachärzte, die auf Stationen tätig sind, tragen Anzüge und meistens Krawatte. Je näher am Facharzt (Consultant), desto mehr Krawatte. Andy war kurz davor, Consultant zu werden, doch sein Kleidungsstil hatte sich nicht verändert. Er war schon immer in geschmackvollen Anzügen herumgelaufen – ›schnieke‹ würde der Berliner sagen –, und er schrieb mit einem Montblanc-Kugelschreiber bzw. -Füller, je nach Anlass. Und genau das hatte ich im OP bemängelt. Er hatte die postoperativen Anordnungen mit einem billigen 50-Cent-Kugelschreiber geschrieben.

»Hey Andy, wo ist dein Montblanc? Der billige Stift passt überhaupt nicht zu dir.«

Deshalb der Verweis auf meine Hose.

»Und überhaupt, diese Röntgenschürze!«, schob er hinterher.

Immer wenn im OP während der Operation geröntgt werden muss, müssen sich die Mitarbeiter, also Ärzte und Schwestern, die sich im Kontrollbereich des Röntgengerätes befinden, vor den Strahlen schützen. Wenn man im unfallchirurgischen OP arbeitet, bedeutet das: jeden Tag während fast jeder Operation. Deshalb haben die meisten, die dort fest eingeteilt sind, eigene Röntgenschürzen. Die Muster kann man beim Bestellen wählen. Es gibt einfarbige. Es gibt karierte, es gibt gelbe mit Schmetterlingen drauf. Und es gibt die, die ich anzog, wenn ich im orthopädischen Saal arbeitete.

»Du trägst eine Röntgenbleischürze mit einem Pink-Camouflage-Muster!«

Ja, ich weiß. Pinke Tarnfarben. Als ob ich das nicht wüsste oder einem so etwas zufällig passiert.

»Die passt am besten zu meiner Unterwäsche.«

Da Andy die Augenbraue schon hochgezogen hatte, ging sie nicht noch höher, die Schwestern drehten sich zu mir um, alle musterten mich von oben bis unten. Andy sagte: »Das war zu viel Information. Das wollte ich auf gar keinen Fall wissen!«

Dabei habe ich gar keine Tarnunterwäsche. Meine Unterwäsche ist schwarz. Schwarz geht immer und passt zu allem. Doch diese Stilweisheit behielt ich für mich.

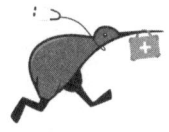

SEVENS

Die meisten Kulturen haben eine Zeit im Jahr, in der die normalen Regeln des geordneten Zusammenlebens außer Kraft gesetzt werden und man sich in Maßen danebenbenehmen darf. Gerne schlüpft man dabei in andere Gewänder und bemalt sich. Ob das das indische Holi-Festival, der brasilianische Karneval, der Fasching oder das Oktoberfest ist, das ist egal. In Neuseeland sind es die Sevens.

Die Sevens sind eine spezielle Rugby-Veranstaltung, an der fünfzehn Rugby-Nationen teilnehmen mit jeweils sieben Feldspielern und Halbzeiten mit sieben Minuten mit einer Minute Halbzeitpause. Das macht das Spiel sehr schnell, und das macht es sehr beliebt. Neuseeland ist eine der Rugby-Nationen, und Wellington ist traditionell einer der Austragungsorte der Turniere. Wenn die Sevens ›on‹ sind, ist die Stadt im Ausnahmezustand, und jeder versucht, Tickets für die Spiele zu bekommen. Dorthin zu gehen bedeutet allerdings, sich auch zu verkleiden. Zu den Sevens geht man, anders als zu normalen Rugbyspielen, im Kostüm. Und auch das Kostüm ist nicht nur einfach eine Clownsnase und eine Perücke. Ich bin erstaunt, wie viel Arbeit sich die Menschen mit den Kostümen machen und an was sie dabei alles denken.

Ein Problem, das alle betrifft, die ins Stadion wollen, ist natürlich, dass es verboten ist, eigenen Alkohol mit hinein zu nehmen. Sodass viele vorher trinken oder sich die ausgefallensten Möglichkeiten ausdenken, wie sie Alkohol schmuggeln können.

Wenn möglich, wird sich als Gruppe verkleidet. Gerne genommen bei den Maoris sind die Na'vi, die blauen Eingeborenen aus dem Film *Avatar*, der zum Teil in Neuseeland gedreht wurde. Oder auch Tiger Woods mit Entourage. Also ein Mann mit mehreren Frauen, die T-Shirts mit der Aufschrift ›Hole one‹, ›Hole two‹ und so weiter tragen. Muss man mögen.

Der klinische Leiter der Herzanästhesisten, Chris, ein weißer Südafrikaner, weiht mich in seine Pläne ein. Chris ist ein sehr auf Details fixierter Mensch, was ihm bei seiner Arbeit mit den kränksten Patienten im Krankenhaus sehr zugutekommt. Man bedenke: Die Patienten, bei denen wir Narkosen geben, sind die, die für andere Operationen abgelehnt werden, weil sie vom Herzen her zu krank dafür sind. Für die Patienten ist das natürlich auch seltsam: »Nein, Sie können den Leistenbruch nicht operiert bekommen, das Risiko ist wegen Ihrer schweren Herzkrankheit zu groß. Deshalb muss zuerst Ihr Herz operiert werden. Das ist allerdings eine viel größere Operation und noch gefährlicher.«

Die Wahrscheinlichkeit, bei einer Bypass-Operation am Herzen zu sterben, liegt im Prozentbereich. Je nach spezieller Operation und Herzchirurg auch mal im niedrigen zweistelligen Bereich. Deshalb geben wir uns besonders viel Mühe und sind besonders wachsam und vorsichtig. Herzanästhesie ist neben Kinder- und Lebertransplantationen eine in vielen Ländern zu Recht spezielle Zusatzbezeichnung. Ich meine natürlich Kinderanästhesie und nicht Kindertransplantation. Chris ist nicht nur Herzanästhesist, sondern auch noch Kinderanästhesist, sodass er auf dem Rufdienstplan sowohl für Kinder als auch für Herzen steht. Ich kann sehr viel von ihm lernen.

Jetzt gerade erklärt er mir angeregt die Verkleidung, die seine Nachbarn und er sich als Gruppe ausgedacht haben: »Mark, stell dir vor, wir sind fünfzehn! Fünfzehn Männer in rosa Tütüs und selbst gebastelten Reifenröckchen! Fünfzehn! In rosa Tütüs! ROSA!«

Ich stelle mir das vor und bin froh, dass er so nicht im OP erschienen ist.

Chris: »Und Mark, stell dir vor, die Reifröcke haben wir aus Gartenschläuchen gebastelt und mit Wasserschlauch-Installationsstücken verbunden. Das sind insgesamt 20 Schlauchstücke, pro Tütü. Und in jedem Schlauch sind 30 Milliliter Wodka!«

Von Chris kann ich viel lernen. Durch Zufall konnte ich eine Karte ergattern, der Freund einer Assistenzärztin, Laura, muss arbeiten, und die Karte wurde frei. Also gehe ich mit Clownsnase und Perücke verkleidet los. Wir sind im Stadion verabredet, weil Chris vorher noch im OP beschäftigt ist. An der Sicherheitskontrolle muss ich meinen fast leeren Trinkrucksack abnehmen, und der Security-Mann schaut hinein. Eine Sonnencreme habe ich dabei, sonst nichts. Er schließt den Rucksack und gibt ihn mir wieder. Dann sagt er: »Warte mal, ist das nicht so ein Trinkrucksack?«

»Ja ...« sage ich.

»Ist da Wasser drin?« Das wäre auch verboten.

»Nein ...«, sage ich.

»Dann ist gut«, sagt er.

War auch nicht gelogen. Es war auch kein Wasser drin, sondern ein Liter Wodka-Energy. Manchmal ist das offensichtlichste Versteck das Beste. Grinsend gehe ich zu unserem Platz und kaufe mir eine Portion Chips, also Pommes mit Ketchup.

Eine ungeschriebene Regel beim Essen von Kohlehydraten mit Dip ist, dass man das Stück nur einmal in die Soße taucht und so den Kontakt von Speichel und Soße vermeidet – don't double dip! So können sich mehrere aus demselben Soßentopf bedienen. Auf dem Weg zu meinem Platz zwischen den engen Stuhlreihen kommt mir ein sichtlich angetrunkener junger Mann ohne T-Shirt entgegen. Er hat Mühe, sich gerade zu halten, und wir müssen aneinander vorbei. Aus vier Meter Entfernung sieht er meine Portion Pommes, und ich kann in seinen Augen ein Aufleuchten sehen. Ihm ist sofort klar, dass er sich daraus bedienen wird, und mir ist sofort klar, dass ich mich dagegen nicht wehren können werde. Langsam arbeitet er sich auf mich zu. Als er vor mir steht, passiert das Unvermeidliche. Er greift zu, tunkt die Pommes ins Ketchup und schiebt sie sich in den Mund. Er grinst sehr breit und zufrieden. Ich gucke ihn an und sage: »By the way, I double dip!« Er sieht mich verständnislos an, dann verzieht er das Gesicht angewidert und sagt in klagendem Ton: »Warum in aller Welt machst du das!?«

Der Pommes-Dieb ist schwer desillusioniert von mir und der Welt im Allgemeinen. Natürlich würde ich niemals double dippen. Ich setze mich zufrieden auf meinen Platz und schicke Laura eine SMS, die heißen hier txt – Kurzform von Text.

»Wo bleibst du?«

Laura ist als Fisch Nemo verkleidet, mit orangefarbenen Flossen an der Seite.

»Ich komme später, ich reanimiere gerade auf dem Weg zum Stadion!«

Was war passiert? Auf dem Weg zum Stadion brach neben ihr ein Maori, der zusammen mit sieben anderen als Mexikaner verkleidet war – das tut aber für die Geschichte überhaupt nichts zur Sache –, mit einem Herzinfarkt zusammen. Sie begann mit der Herzdruckmassage. Als die Sanitäter kamen, klebte sie ihm die Defibrillator-Elektroden auf und schockte ihn zweimal. Danach hatte er wieder einen regulären Herzschlag und einen Kreislauf. Die Ambulanz brachte ihn ins Krankenhaus, und Laura, die es sogar noch rechtzeitig zum Spiel schaffte, besuchte ihn am nächsten Tag. Die Geschichte schaffte es verständlicherweise in die Zeitung. Ich bekam ihn auch noch zu sehen, als er für einen Fünffach-Bypass als mein Patient in den OP kam. Der Fall war schwierig, und Chris half mir dabei. Ich kann von ihm viel lernen. Der Patient hat überlebt und ist wohlbehalten zurück zu seiner Whānau gekommen.

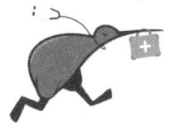

WEIHNACHTEN

Unser erstes Weihnachten in Neuseeland ist anders. Anders als jedes Weihnachten zuvor. Ja, auch hier feiert man Weihnachten, und auch hier freuen sich die Kinder und Erwachsenen, die artig genug waren, auf die Geschenke. Die werden hier am Morgen des 25.12. ausgepackt. Nicht zu verwechseln mit dem Boxing Day am 26.12. Das ist ein verkaufsoffener Feiertag, der dem Black Friday in den USA gleicht. Da werden Sonderangebote gehortet, bis sich die Blattfeder des Pick-up biegt.

Weiße Weihnacht ist ja schon in Deutschland rar. Hier gibt es sie nie. Das Weihnachtlichste, was uns an zu Hause erinnert, sind die Pohutukawa. Diese Blumen blühen zu Weihnachten rot, und man sieht sie dann überall, ähnlich unseren Weihnachtssternen. Und die Lichterketten in den Straßen, die bei Temperaturen über zwanzig Grad seltsam anmuten. Es ist halt Sommer auf der Südhalbkugel, und daran muss ich mich erst gewöhnen. Anstatt der Schokoladenweihnachtsmänner gibt es ›Christmas-Cracker‹, Knallbonbons mit Süßigkeiten drin. Neben dem traditionellen Weihnachts-Barbie gibt es als Nachspeise oft eine Pavlova. Das ist ein Sahnekuchen, der mit Kiwi-Scheiben belegt ist und von den Neuseeländern erfunden wurde, auch wenn manche Australier etwas anderes behaupten. Wie diese darauf kommen, eine Torte, die mit Kiwis belegt ist, als ihre Erfindung und geistiges Eigentum zu beanspruchen, kann ich nicht verstehen. Ebenso ist es beim Abenteurer Sir Hillary Scott, den die Australier gerne für sich beanspruchen, obwohl er Kiwi und nicht Australier war. Das sagt viel über die Australier aus und erinnert an die Geschichte mit dem Streit um die ›echten‹ Mozartkugeln. Und ob Mozart Deutscher oder Österreicher war.

Wir werden zu einem Weihnachts-Barbie bei unseren Nachbarn Cathrin und Nick eingeladen. Es regnet. Das ist nicht weiter schlimm, da Nick den Grill kurzerhand in seiner Garage aufstellt, die sich unter dem Haus befindet, und wir es uns dort gemütlich machen. So gut es geht jedenfalls. Mir wird bewusst, warum Gemütlichkeit so schwer zu übersetzen und überhaupt ein deutsches Wort ist. Jeder nimmt sich vom Essen und beginnt nach eigenem Ermessen. Manche lassen sich auf dem Boden der Garage nieder und essen von Papptellern. Judith, die Oma von Zoe und Yannick, ist zum Weihnachtsfest extra aus Deutschland zu Besuch gekommen und ist ›not amused‹.

Das ist nicht so, wie sie sich Weihnachten vorstellt. In der Garage auf dem Boden von Papptellern essen. Es war ein ›Bring a Plate‹-Essen. Das bedeutet nicht, dass man einen Teller mitbringt, sondern sein Essen. Das erste Mal, als wir zu einem ›Bring a Plate‹ eingeladen waren und nur die Teller mitgebracht haben, war uns das etwas peinlich, und ich bin dann schnell in den Supermarkt gefahren, um Essen zu kaufen. Inzwischen wussten wir Bescheid, doch an Weihnachten, na ja, ehrlich gestanden war das nicht das, was ich mir unter Weihnachten vorstelle.

Ein Jahr später haben wir dann mit zugezogenen Vorhängen im dunklen Wohnzimmer mit Baum und Kerzen gefeiert. Und Braten aus dem Ofen gegessen. Blockflöte gab es nicht. Das störte keinen, vor allem die Kinder nicht. Nicht nur, dass sie keine Blockflöte spielen. Ich habe in meinem Leben niemanden kennengelernt, der das Vorspielen als Kind an Weihnachten gemocht hat.

Es ist schon komisch, wie man von manchen Dingen eine Vorstellung hat, von der man sich nur schwer trennen kann, wenn sich die Umstände ändern. Nicht das Blockflötespielen. Sondern Weihnachten und das Drumherum. Die Geschenke gab es schon am 24.12., dafür habe ich am 25. Dienst gemacht, was von den englischen und neuseeländischen Kollegen sehr gut aufgenommen wurde. In Deutschland macht ein muslimischer Kollege meistens am Weihnachten Dienst, das finden wir auch gut. So findet jeder seine Nische.

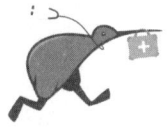

MICK JAGGER UND
INVERCARGILL

Nachdem ich über zwei Jahre in Neuseeland gearbeitet und keine größere Schandtat begangen hatte, wurde mir das Recht zuteil, als Arzt
auch als Locum arbeiten zu dürfen. Locum bedeutet Honorararzt oder
einfacher: als Vertretung. In England und in Australasien ist das gang
und gäbe, in Deutschland ein Problem. Nicht für Arztpraxen, da ist das
normal. In Krankenhäusern ist das ein schwieriges Thema, doch dazu
später mehr.

In Neuseeland hingegen ist es völlig normal, den Dienstplan im Krankenhaus mit Vertretungen aufzufüllen. Wenn sich jemand krankmeldet
oder es in der Urlaubszeit mit den Dienstplänen knapp wird, sodass die
Besetzung nicht aufrecht erhalten werden kann, ist das District Health
Board, also die für die medizinische Versorgung des Bezirks verantwortliche Behörde, gefordert, die Versorgung sicherzustellen. Um das
zu tun, wird ein Locum über eine der zahlreichen Agenturen für den
entsprechenden Zeitraum engagiert. Dieser wird nach Stunden bezahlt,

und die Raten orientieren sich an der Dringlichkeit und der Nachfrage, wie überall. Es lohnt sich, als Locum zu arbeiten, und für mich ist es eine willkommene Gelegenheit, das Land etwas besser kennenzulernen. Für die in Ausbildung befindlichen Assistenzärzte ist es Pflicht, während ihrer Ausbildung das Krankenhaus mehrfach zu wechseln, damit sie nicht ›nur‹ Universitätsmedizin, sondern auch Wald- und Wiesenmedizin vor Ort kennenlernen. Das würde ich mir für Deutschland auch wünschen. Bei uns ist es möglich, je nach Weiterbildungserlaubnis des Chefs, sein ganzes Arbeitsleben in einem Krankenhaus zu verbringen. An den Universitäten gibt es dann Ärzte, die nie ein anderes Krankenhaus von innen gesehen haben als ihren Elfenbeinturm, der die ›Crème de la Crème‹ der medizinischen Versorgung weltweit ist, so sagt man ihnen jedenfalls. Nach zehn Jahren können sie sich nicht vorstellen, dass andere Menschen und Ärzte ebenso gute Medizin machen, teilweise sogar bessere. Diesen ›Hausgewächsen‹ fehlt oft der Blick über den Tellerrand, der sich in einer schwer zu ertragenden Arroganz, à la ›Wir sind die Krone des Wissens‹ äußert. Und ihr Ruf reicht nicht so weit, wie sie meinen. Im Allgemeinen ist die Qualität der Medizin in Universitäten – ich darf das sagen, ich habe an dreien gearbeitet – sehr unterschiedlich, man hat absolute Koryphäen, die teilweise die besten auf ihrem Gebiet sind, eventuell sogar weltweit. Und man hat die Studenten, die schon Schwierigkeiten haben, ein Stethoskop richtig zu halten, oder dem Patienten beim Vorstellen – wenn sie das überhaupt tun – nicht in die Augen schauen können. Und diese sind genauso an der Patientenversorgung beteiligt wie die Koryphäen. Die Mitte zwischen beiden Extremen ergibt dann den einigermaßen guten Facharzt-Standard, also das, was man in einem kleineren Haus mit vielen Fachärzten, die auf ihrem Gebiet auch gut sind, bekommt. Das soll heißen: Im Durchschnitt ist die Behandlung in mittleren Krankenhäusern und an Universitäten ähnlich. Selbstverständlich gibt es bei beiden Ausreißer nach oben und unten. Damit das in Neuseeland nicht passiert, muss man das Krankenhaus mehrfach wechseln, und es ist fest vorgeschrieben, auch an kleineren Häusern zu arbeiten, zum Beispiel in Invercargill. Ich hatte ein Angebot für die Übernahme von Nachtschichten in diesem Ort erhalten. Der Prozess sieht so aus: Zuerst muss man seine Unbedenklichkeit beweisen – Führungszeugnis, Referenz, Impfpass und MRSA-Abstrich. In Neuseeland muss man immer, bevor man in einem neuen Krankenhaus zu arbeiten anfängt, einen MRSA-Abstrich machen lassen – aus Mund und Leiste. Um zu beweisen, dass man nicht mit multiresistenten Bakterien besiedelt ist. In Deutschland müssen das nur die Patienten. Die Ärzte und Pflegekräfte nicht. Man hat Angst, dass plötzlich 20 Prozent der Mitarbeiter nicht mehr arbeiten dürften. Ob es wirklich so viele sind, wissen wir nicht, da wir es vorsichtshalber nicht überprüfen. MRSA bedeutet Methicillin-resistenter Staphylococcus aureus, oder auch Multiresistenter Staphylococcus aureus. Also ein Bakterium, das gegen mehrere Antibiotika resistent ist und bei einer Infektion schwerer zu behandeln ist.

Ist die Unbedenklichkeit für neuseeländische Krankenhäuser geklärt, bekommt man für seinen Einsatz die Reiseunterlagen und dann im Krankenhaus eine kurze Führung durch das Haus: »Hier im Keller ist dein Dienstzimmer, die hintere Treppe ist im Keller gesperrt, also wenn du in der Nacht in den dritten Stock musst, musst du die vordere nehmen!« Ferner werden das Diensttelefon, die Telefonliste und der Reanimationspiepser erklärt, es gibt einen Lageplan, und los geht's. Bei mir für zwei Nächte, Samstag und Sonntag, dann fliege ich wieder zurück nach Wellington.

Sie haben richtig gelesen, ich bin für zwei Nachtdienste von Wellington nach Invercargill eingeflogen worden. Das sind 997 Kilometer oder circa das Doppelte der Strecke München–Berlin. In Invercargill angekommen, nimmt mich der Charme des Ortes sofort in Beschlag. Mick Jagger oder

Keith Richards, so genau weiß man das nicht mehr, hat Invercargill als ›das Arschloch der Welt‹ bezeichnet. Das war 1965. Seitdem hat sich einiges getan, und man kann viel unternehmen, wenn man sich für Outdoor-Sportarten begeistert, so wie für Tontaubenschießen, Bogenschießen, Pistolenschießen, Jagen und Paintball. Wer nicht so gerne schießt, kann stattdessen fahren. Motocross, Autorennen, Pferde – die werden zwar nicht gefahren, aber reiten kann man da auch, inklusive Rodeo. Wem das noch nicht reicht, kann bei ›Dig This‹ Bagger fahren – so richtig große Bagger der Marke CAT – und Kies schaufeln. Wem Kiesschaufeln nicht reicht, der kann ›Dig and Destroy‹ oder die ›Aggression Session‹ beim selben Anbieter buchen. Die Namen stehen für sich selbst erklärende Aktivitäten mit großen Maschinen aus Metall. Invercargill ist ein echtes ›Redneck Paradise‹. Außerdem haben sie eine Kirche, ein Hotel und einen Wasserturm zum Besichtigen. Es gibt mehr als ein Hotel, aber nur eines, das als besichtigenswert im Reiseführer vermerkt wird. Und es gibt einen Strand, auf den man mit dem Auto fahren kann. Richtig: auf. Denn der Neuseeländer fährt nicht zum Strand, sondern auf den Strand. Dort beliebt man dann, im Auto zu sitzen, beobachtet die Wellen und isst seine ›Fush und Chups‹. Wer das nicht glauben möchte, kann sich den Hausstrand von Invercargill, den Oreti-Beach, auf Google Maps mit der Satellitenansicht anschauen. Wo in Europa Handtücher liegen, stehen in Neuseeland Autos. Das entspricht dem Biergartenbesuch in München. Versteht man nicht, bevor man es nicht selbst gemacht hat. Das Auto schützt vor dem Wind – und der ist reichlich vorhanden. Da die nächstgrößere Landmasse die Antarktis ist, freut man sich, wenn einem dieser Wind nicht direkt ins Gesicht bläst. Auf dem Weg zum Strand fährt man auf der Dunn Street, von der aus man rechts und links die Örtlichkeiten für die oben genannten Aktivitäten findet. Man würde sich denken, dass man auf Sand besser mit Allrad fährt. Das denken nicht alle Neuseeländer. Doch davon später mehr.

Der Anästhesist, den ich um 17 Uhr im OP ablöse, ist ebenfalls Deutscher. Er hat in München studiert und arbeitet sonst in einem Krankenhaus der Maximalversorgung. Einer seiner Oberärzte in München hat mit mir studiert. Während unseres Studiums standen wir gemeinsam am Präp-Tisch. Da lernt man die Anatomie am Anschauungsobjekt. Das heißt, wir haben unsere erste Leiche zusammen auseinandergenommen. Da man da über zwei Semester *sehr* eng zusammensteht, halten diese Freundschaften oft lebenslang. Die Welt ist ein Dorf. Im OP läuft eine Darmoperation, die langsam zu Ende geht, es gibt einen akuten Blinddarm und einen Abszess zu versorgen, und danach so gegen 23 Uhr ist erst mal Schluss. Ich gehe noch mal durch das Krankenhaus, um mich ein bisschen besser mit den Örtlichkeiten vertraut zu machen, esse eine Pizza vom Lieferservice – das ist überall auf der Welt gleich – und lege mich gegen Mitternacht in das durchgelegene Bett im Keller.

Der Piepser geht und reißt mich aus unruhigem Schlaf. Wo ist der Lichtschalter? Wo bin ich überhaupt? Wie spät ist es? Es ist 03:13 Uhr. Ich bin in Neuseeland, nicht in Wellington, in einem Krankenhaus, in dem ich bis vor zehn Stunden noch nie in meinem Leben war – im Keller. Der Piepser zeigt ›Reanimation auf der Kardiologie-Station‹. Ich laufe los, nein nicht da lang, die Treppe ist gesperrt, die Kardiologie ist da lang. Als ich gefühlt nach einer Ewigkeit auf der Station ankomme, geht es dem Patienten schon wieder gut. Er hängt am Monitor, was bedeutet, dass er an ein kontinuierliches EKG angeschlossen ist, da er einen Herzinfarkt hatte. Die häufigsten Komplikationen nach einem Herzinfarkt sind bösartige, das heißt evtl. tödliche Rhythmusstörungen des verwundeten Herzens. So eine hatte er bekommen: Kammerflimmern. Die Schwestern hatten ihn nach weniger als einer Minute nach Beginn defibrilliert, er hatte sofort wieder einen stabilen Sinusrhythmus und war erst mal aus der akuten Gefahr. Der Patient ist wach und spricht mit mir. Kurz nach mir kommt der kardiologische Stationsarzt gelaufen.

»Tut mir leid, dass ich erst jetzt komme, die Treppe da hinten ist gesperrt ...«

»Ja, ich weiß ... es ist alles wieder gut.«

Er schaut mich an und sagt: »Sag mal, kennen wir uns irgendwoher?«

»Ich arbeite sonst in Wellington als Anästhesist, ich bin nur als Locum übers Wochenende hier.«

»Ach was, ich auch! Ich arbeite sonst in Wellington in der Notaufnahme, ich bin nur für dieses Wochenende hier! Die Welt ein Dorf.«

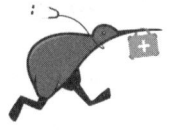

KNIE-PROTHESE

Heute bin ich in einem kleinen Krankenhaus in einem Vorort von Wellington eingeteilt. Der Vorort heißt Porirua. Es dauert einige Zeit, bis man den Namen korrekt aussprechen kann. Das Krankenhaus heißt Keneperu Hospital und liegt an der, Sie ahnen es, Hospital Road. Das Krankenhaus ist klein. Es hat zwei Operationssäle, in denen unter der Woche elektive Operationen stattfinden. Elektiv bedeutet keine Notfälle – lange geplant. Und hier wichtig: nur gesunde Patienten. Weil es keine Überwachungsstation gibt, keine Blutbank und nachts ein Assistenzarzt für das ganze Krankenhaus zuständig ist. Alles, was nur entfernt nach Schwierigkeiten riecht, kommt nach Wellington. Hier werden kleinere Probleme behoben, wie die Gallenblase entfernen oder Knie- und Hüftprothesen einsetzen bei gesunden älteren Menschen. Mein erster Patient soll eine solche Knieprothese bekommen. Auf den Termin hat er sechs Monate gewartet.

Der Orthopäde kommt in den OP-Saal und fragt die OP-Schwester, ob das Zusatzsieb mit den speziellen Instrumenten da ist.

Sie guckt ihn an und sagt: »I better double check!«

Mir schwant Übles.

Nein, das Sieb ist leider nicht da. Sie möchte wissen, wofür er das denn brauche.

Der Orthopäde erklärt ruhig: »Dieser Patient hat eine extreme Fehlstellung des Knies, und daher brauche ich möglicherweise ein spezielles Instrumentarium, um diese Fehlstellung zusätzlich zu korrigieren.« Er braucht das zwar nur in zwei bis fünf Prozent der Fälle, doch er hat es für heute extra angefordert.

Die Schwester holt den Ordner mit der Fax-Anforderung für die Instrumente. »Stimmt, hier ist Ihr Fax. Da steht das genau drauf. Tut mir leid. Wir haben es nicht bestellt. Es ist nicht da.«

Der Orthopäde trifft eine Entscheidung: »Ich werde zu dem Patienten gehen und mit ihm sprechen.« Das Ganze sagt er so, als würde er vom Wohnzimmer in die Küche gehen und fragen, ob er noch etwas vom Esstisch mitnehmen soll.

Ich begleite ihn und bin gespannt, wie das Gespräch verlaufen wird. Schließlich ist das nicht das, was der Patient jetzt hören oder der Chirurg sagen will. Wir treffen den Patienten im Wartebereich für die, die als Nächstes operiert werden sollen. Er ist circa sechzig Jahre alt, und seine Frau sitzt neben ihm. Anders als in Deutschland bekommen hier die Patienten keine Beruhigungsmittel vor der Operation, das wird nicht als nötig erachtet. In Deutschland geht der Trend dahin, diese wegzulassen, da sie zur Verwirrung nach der Operation beitragen können, gerade bei älteren Menschen. Doch hier sind sie komplett unüblich. Im Gegensatz zu Deutschland ist es in Neuseeland allerdings üblich, dass eine Begleitperson mit ins Krankenhaus kommt bis zum Einschleusen in den OP. Das ist ein wesentlicher Unterschied zwischen den beiden Kulturen. Wenn man in Deutschland in ein Krankenhaus geht oder wenn man krank ist, ist das meistens die ›eigene‹ Angelegenheit – von Männergrippe einmal abgesehen, die mehr Pflege und Aufmerksamkeit erfordert.

Krankheit ist privat, und man macht sie mit sich selbst aus. Ja, man bekommt Besuch, wenn man länger im Krankenhaus ist, aber sicher nicht so lange wie hier. Dadurch, dass bei so gut wie jedem Patienten eine ›Support Person‹, eine Unterstützungsperson, bis zum Einschleusen in den OP dabei ist, ist ein Beruhigungsmittel überhaupt nicht nötig. Dafür vom Arbeitgeber freizubekommen ist selbstverständlich. Bis 2006 konnte man sogar bis zu sechs Monate für die Pflege von Angehörigen freibekommen. 2006 ist das auf eine Woche gekürzt worden, trotzdem. Ich stelle mir das Gesicht eines Dienstplaners an der Uni in München vor, wenn ich ihm sagen würde, dass man einen Tag frei bräuchte, um jemanden ins Krankenhaus zu begleiten, als Support Person und nicht als Notarzt oder Intensivtransport. Am Geburtstag der Kinder freizubekommen ist schon ein Drama. »Sie wollen am Geburtstag Ihres Kindes frei? Sind wir hier bei *Wünsch Dir was?!*«

In Neuseeland dagegen fällt es auf, wenn im Krankenhaus niemand dabei ist. Heute ist alles in Ordnung, die Frau des Patienten sitzt neben ihm, und Mr. Wick beginnt, mit ihm zu sprechen. Chirurgen tragen in angelsächsischen Ländern traditionell keinen Doktortitel, da sie historisch nicht von den ›Ärzten‹, sondern den ›Badern‹ abstammen. Natürlich sind sie heute richtige Ärzte und haben genauso Medizin studiert wie andere Fachrichtungen, doch die Tradition nennt sie halt ›Mr.‹ anstatt ›Dr.‹ – Mr. Wick also. Er spricht mit dem Patienten. Es täte ihm leid, ein Instrument sei nicht da, das er mit einer Wahrscheinlichkeit von fünf Prozent bei der Operation bräuchte. Die Wahrscheinlichkeit sei zwar gering, aber das Sicherste für ihn wäre eben, die Operation zu verschieben. Es täte ihm wirklich leid.

Der Patient hört aufmerksam zu und sagt dann: »Na ja, wenn es das Sicherste für mich ist, machen wir das halt so.«

Kein Nörgeln. Kein Beschweren. Kein Beschuldigen. Kein Schreien. Und zwar bei niemandem. Einfach nur erwachsene Menschen, die in

Anbetracht einer Schwierigkeit Verantwortung übernehmen und eine vernünftige Entscheidung treffen. Ich bin verblüfft. So sollte es sein. Warum bekommen wir das in Deutschland so selten so hin?

Mr. Wick veranlasst, dass für den Patienten ein neuer Termin vereinbart wird, und geht dann wieder zu der OP-Schwester. »Das war nicht gut, ich musste die Operation verschieben.«

Sie: »Ja, ich weiß, es tut mir leid, ich schreibe eine CIRS-Meldung und kümmere mich darum, dass beim nächsten Mal die Instrumente da sind.«

Warum kann das in Deutschland bei der Arbeit nicht so sein?

Mr. Wick fragt die Schwester, ob der nächste Patient auf der Liste schon da ist, damit wir mit dem weitermachen können.

Die Schwester sagt: »I better double check ...«

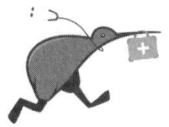

ES GIBT KEIN BIER AUF HAWAII

Neuseeland ist ein sehr säkulares Land. Bevor der politisch korrekte Mist mit ›Festliche Zeit‹ anstatt ›Weihnachten‹ in Amerika angefangen hat, hieß das hier schon so. Da es so viele verschiedene Religionen gibt, die auf einem Haufen zusammenleben, gibt man keiner mehr Gewicht, und alles ist gut. Meistens zumindest. Hier leben Hindus, Christen, Sikhs, Moslems, Buddhisten und Atheisten friedlich zusammen. Es gibt keinen religiös motivierten Terrorismus. Der einzige Terroranschlag, den Neuseeland in der Neuzeit erlebt hat, war nicht religiös, sondern rechtsextrem motiviert. Von einem weißen Australier begangen. Dementsprechend gibt es auch keine religiösen Feiertage. Stopp, das stimmt nicht ganz. Es gibt ein paar Feiertage. Es gibt den Waitangi Day, das ist der Tag, an dem die Engländer den Maoris das Land abgeluchst haben. Der wird so gefeiert wie bei uns der Tag der Deutschen Einheit, und es gibt Weihnachten, die festlichen Feiertage. Die Geschenke für die, die brav waren, gibt es am Morgen des 25. Dezember.

Neben Weihnachten wird ein weiteres christliches Fest begangen, wie wir leidvoll erfuhren. Normalerweise habe ich nichts gegen Feiertage, auch nicht, wenn sie mit einem unsichtbaren Freund zu tun haben. Schwierig wird es für mich nur, wenn die Frage, wer den besseren unsichtbaren Freund hat, zu tödlichen Auseinandersetzungen führt, auch Religionskriege oder Terror genannt. Und wenn etwas, was der unsichtbare Freund gesagt oder nicht gesagt haben soll, dazu führt, dass das Leben anderer Menschen negativ beeinträchtigt wird. Wenn man wegen etwas, was der unsichtbare Freund gesagt hat, meint, nur weil ein Mädchen mit neun Jahren nicht verschleiert ist, sei das so eine Unverschämtheit, dass man ihr Säure ins Gesicht schütten darf. Oder ein paar Jahre früher, anderer Kontinent, anderer unsichtbarer Freund: »Die Frau ist rothaarig, sie ist eine Hexe, verbrennt sie!« Beides kann ich nicht nachvollziehen. Der andere Tag, der in Neuseeland feierlich und auf gewisse Weise reglementiert ist, ist Ostern. Ostersonntag wollten wir nutzen. Ich hatte keinen Dienst, meine Frau ebenso frei, und die Schwiegermutter war zu Besuch. Also wollten wir uns mal wieder einen schönen Abend zu zweit, ohne die Kinder machen. Das können alle Eltern mit kleinen Kindern nachvollziehen. Die andern müssen uns einfach glauben, dass man sich als Paar extrem darüber freuen kann, mal einen Abend ohne die Kinder zu verbringen. Speziell wenn man vom Rest der Familie, die mal auf die Kleinen aufpassen könnten, 20.000 Kilometer entfernt ist.

Also: Die Schwiegermutter ist zu Besuch gekommen, und wir nutzen das aus. Nach einem Jahr der erste Abend allein. Wir haben sogar ein Hotel gemietet. Wir verabschieden uns nach dem Abendessen – wir haben gegrillt –, und wir gehen in die Stadt in eine Bar, um etwas zu trinken. Die Bar hat zu. Die nächste auch. Ostern. Warum haben an Ostern die Bars geschlossen? An Weihnachten haben die doch auch auf? An Ostern darf in Neuseeland kein Alkohol verkauft werden. Je mehr ich etwas nicht haben kann, desto mehr möchte ich es. Biologisch hat das keinen Sinn, ist aber so. Da es an Tankstellen nichts Alkoholisches zu kaufen gibt, sondern nur in speziellen Bottleshops, die ebenso geschlossen haben, gehen wir in ein Restaurant. Hunger haben wir keinen, nach dem ausgiebigen Abendessen, doch meinen wir so schlau zu sein und das Gesetz umgehen zu können.

»Nein, Alkohol dürfen wir nur zum Essen servieren.«

»Gut, wir haben keinen großen Hunger. Wenn wir eine Nachspeise wählen, können wir dann dazu etwas zu trinken bekommen?«

»Ja.«

»Dann hätte ich gerne eine Flasche Sauvignon Blanc ...«

»Das tut mir leid, wir dürfen zum Dessert nur ein Glas Wein servieren.«

Ich denke mir: *Die wollen mich verarschen.* Offensichtlich nicht. Wir trinken ein Glas Wein. Also ich. Ein Dessert heißt: nur ein Glas Wein. Und dann gehen wir in der menschenleeren Stadt spazieren, bis wir zu unserem Hotel kommen. Keine Minibar. Natürlich. Der Blick über den Hafen ist schön. Wieder etwas gelernt. Ich setze Ostern auf meine persönliche Liste der nicht zu begehenden Feiertage. Am nächsten Karfreitag werde ich aus Prinzip den ganzen Tag tanzen, schwöre ich mir. Leider hat das nicht geklappt: Ich hatte Nachtdienst.

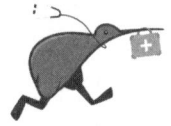

WANN LEBT MAN?

»Ist er tot?«

»Das ist schwer zu beantworten ...«

»Lebt er?«

»Das ist ebenso schwer zu beantworten ...«

»Ich würde sagen, er existiert.«

Es ist Mittwoch, und mittwochs bekommen wir immer Besuch. Ein Medizinstudent ist bei mir im OP-Saal. Wir stehen vor dem Monitor, und der zeigt nur gerade Linien, wo sonst ein Wirrwarr von verschieden Anzeigen herrscht. Er stellt eine berechtigte Frage, und ich kann sie nicht gut beantworten. Gute Fragen sind oft schwer zu beantworten.

Was genau Leben ist oder ab wann eine Sache vom Objekt zum Lebendigen wird, darüber gibt es eine gewisse Diskussion. Die Frage, über die zum Beispiel diskutiert wird ist: Leben Viren, obwohl sie keinen eigenen Stoffwechsel haben? Beim Menschen ist das schon einfacher. Wir erfüllen alle gängigen Kriterien, um als Lebewesen zu gelten. Als Gattung im Ganzen. Und ob wir dann selbst am Leben sind oder nicht, kann man in den meisten Fällen einfach herausfinden: Atmet er? Hat er einen Blutdruck? Hat er einen Herzschlag? Ist er warm? Reagiert er auf die Umwelt?

Es ist schwer, einen Herzschlag zu fühlen, wenn der Blutdruck schwach ist, deshalb sucht man nicht mehr danach, wenn man einen Bewusstlosen auf der Straße findet, man schaut nur nach, ob er atmet und ob er auf Reize reagiert. Wenn nicht, wird angefangen, zu drücken. Also Herz-Lungen-Wiederbelebung.

Douglas Coupland hat sich in seinem Buch *Microsklaven* unter anderem damit beschäftigt, dass es heute nicht mehr ausreicht, zu atmen, um ein Leben zu haben. In den Sechzigern wäre die Frage »Hat er ein Leben?« bei vorhandenem Herzschlag mit einem klaren »Ja« beantwortet worden. Später in der Geschichte gehörte zum Leben plötzlich mehr. Und wenn man 1999 fragt, ob jemand ein Leben hat, dann fragt man nach mehr als nur Puls und Atmung. Man versteht, wenn jemand antwortet: »Ich habe zwar einen Job, aber kein Leben.«

Man fragt nach mehr. Nach Verbindung, nach Sinn, nach Aufgabe, nach Erfüllung. Den Gedanken hat Coupland von Seneca geliehen, der das Gleiche schon vor mehr als 2.000 Jahren dachte. Er glaubte, dass alle Menschen *existieren*, aber nur die wenigsten *leben*. So wie Douglas Coupland zuvor leihe ich mir diesen Gedanken. ›Everything Is a Remix‹, das wiederum ist nicht von Benjamin von Stuckrad-Barre, sondern aus einer gleichnamigen preisgekrönten Dokumentation darüber, »dass es nichts Neues unter der Sonne gibt« – Die Bibel, Prediger, Kapitel 1, Vers 9.

Als Anästhesisten im OP haben wir es einfacher. Wir müssen uns nicht um den Sinn Ihres Lebens kümmern. Wir beschränken uns auf die essenzielle Definition. Wir haben ein EKG an Sie angeschlossen, mit dem wir jede einzelne elektrische Aktivität Ihres Herzen sehen können. Erfahrene Anästhesisten schauen auf den Monitor, wenn sich die Herzfrequenz um nur zwei pro Minute ändert, das hört man. Auch wenn es einen extra Schlag gibt. Der Blutdruck wird entweder alle 2,5 Minuten gemessen oder in speziellen Fällen sogar kontinuierlich. Jeder Atemzug und eine Analyse der Gase, die Sie ein- und ausatmen wird gemessen. Bei jedem Atemzug. Die Körpertemperatur genauso. Je größer die OP, desto mehr Monitoring gibt es, desto mehr wird überwacht. Eine Narkose ist der am besten überwachte Moment im Leben eines Menschen. Da können sogar Google und Facebook nur davon träumen. Wir sind da, um sofort einzugreifen, wenn etwas nicht so läuft, wie es vorgesehen ist. Um Sie am Leben zu halten. Um dafür zu sorgen, dass Sie nichts davon mitbekommen, dass Sie jemand mit einem Messer angreift und in Sie hineinschneidet. Und wir sind dafür da, dem mit dem Messer einen Patienten zu präsentieren, der sich nicht dagegen wehrt, aufgeschnitten zu werden. Und dafür, Sie am Ende wieder zurück ins Bewusstsein zu holen. Mit möglichst wenig Schmerzen. Wieder selbst atmend und am Leben.

Wenn mich jemand fragt, ob es schwer ist, eine Narkose einzuleiten, sage ich: »Nein, Sie bewusstlos werden zu lassen, ist einfach. Das können schon Teenager beim ›Komasaufen‹. Sie wieder aufwachen zu lassen ist das, wofür wir bezahlt werden.«

Je nach Patient kommt das unterschiedlich gut an. Und natürlich gibt es noch eine Menge dazwischen, wie das Ding mit dem am Leben Halten und so. Deshalb haben wir ja studiert und ein lange Ausbildung zum Facharzt. Wenn Sie einen Anästhesisten ärgern wollen, fragen Sie ihn, ob man studiert haben muss, um das zu machen. Die meisten von uns finden das so witzig wie Chirurgen, wenn man sie als ›Bader‹ bezeichnet. Chirurgen stammen historisch von den Badern ab. Sie waren die ›Wundschneider‹, hatten nicht Medizin studiert und sprachen kein Latein. Bader, auch Stübner – nicht zu verwechseln mit Stümper! –, wurden zurate gezogen, wenn man sich keinen richtigen Arzt leisten konnte.

Bei Herzoperationen mache ich solche Scherze nicht, denn da wachen tatsächlich einige nicht wieder auf. Wie viele, hängt von der Prozedur, dem Patienten, dem Chirurgen und dem Anästhesisten ab. Manche Kliniken geben die genaue Prozentzahl auf der Website an, speziell in England. Das hat nicht zu unterschätzende Folgen – wegen der kleinen absoluten Anzahl der Operationen und der Umwandlung in Prozent. Wenn eine Operation nur zehnmal pro Jahr durchgeführt wird und es stirbt ein Patient, dann sind das sofort zehn Prozent Sterberate. Da das immer pro Jahr angegeben wird, ist es egal, ob in den letzten zehn Jahren niemand daran gestorben ist. Bei kleinen Zahlen ergibt so eine Statistik keinen Sinn und hilft auch nicht, die Patienten zu beruhigen. Ein weiterer Nachteil ist, dass die Mortalität bei der Operation selbst meist sehr gering ist, sodass meist noch die nächsten dreißig Tage mit einberechnet werden. Liegt jetzt ein Patient auf der Intensivstation und hat keine Chance mehr, diese lebend zu verlassen, und es ist Tag 25 nach der OP, wird die Entscheidung, ihn gegen jedes bessere Wissen künstlich am Leben zu erhalten, anders ausfallen, als wenn es Tag 31 nach der OP ist. Das ist vor allem in England ein Problem, hier in Neuseeland nicht.

Im OP unter Narkose sind die Fragen nicht mehr so einfach zu beantworten. Man atmet in den meisten Fällen nicht selbst, das übernimmt das Beatmungsgerät für einen. Doch Puls und Blutdruck sind vorhanden. Im Herz-OP wird es noch mal komplizierter. Wenn der Patient an die Herz-Lungen-Maschine angeschlossen ist, atmet er nicht mehr, auch tut das eine Maschine für ihn. Das Herz schlägt nicht mehr. Der Sauerstoffaustausch findet über die Herz-Lungen-Maschine statt. Blut, das mit Sauerstoff gesättigt ist – das übernimmt sonst die Lunge –, wird in den Körper gepumpt – das macht sonst das Herz. Falls Sie sich schon mal gefragt haben sollten, warum Sie überhaupt ein Herz haben. Während so einer OP gilt also: keine Atmung, kein Herzschlag. Trotzdem lebt man.

Die übliche Definition für Leben setzt Folgendes voraus: Ist er *reizbar*? Die meisten sind das; ich nach dem Nachtdienst besonders. Damit ist allerdings gemeint: Reagiert er auf die Umwelt?

Pflanzt er sich *fort*, oder hat er zumindest die Möglichkeit dazu? Ist er so gebaut, dass er Erbgut weitergeben kann? Das sind die Menschen, vom Prinzip her jedenfalls.

Ist er *organisiert*? Hier werden viele erstmal »NEIN!« rufen, doch damit ist gemeint: Hält er die Homöostase aufrecht. Homöostase bedeutet das Aufrechterhalten eines Gleichgewichts in einem offenen System. Beim Menschen ist das am einfachsten bei der Temperatur zu sehen. Wir sind Warmblüter, und unterhalb von 30 Grad Celsius Körpertemperatur wird es eng für unsere Überlebenschancen. Ein großer Teil unseres täglichen Energieverbrauchs geht für Wärmeerzeugung drauf. Reptilien können mit wesentlich weniger Energie länger leben, da sie das nicht müssen. Manche Schlangen können bis zu einem Jahr ohne Nahrung überleben.

Wächst er? Ich wachse nur noch in der horizontalen, doch schon das Wachstum von Haaren oder Nägeln reicht hier.

Hat er *Energie- und Stoffwechsel* mit der Umwelt? Wandeln wir Energie und Stoffe um? Wein in Wasser zum Beispiel. Also Urin. Dabei nehmen wir vorher den Alkohol des Weines auf und wandeln diesen in Energie um. Nur wenn all diese Eigenschaften zusammenkommen, gilt ein System als lebendig. Das System ›Topfpflanze‹, das System ›E.Coli‹, oder das System ›Mensch‹.

Es gibt spezielle Eingriffe am Herzen, bei denen die Herz-Lungen-Maschine nicht zum Einsatz kommen kann. Das ist meist, wenn am oberen Aortenbogen operiert werden muss.

Hier wird der Körper heruntergekühlt auf circa 16 Grad Celsius, um den Stoffwechsel so weit wie möglich zu verlangsamen. Wir spritzen Medikamente, um im Gehirn elektrische Stille auszulösen und den

Stoffwechsel noch mehr zu reduzieren. Und dann passiert es. Der Kreislauf wird stillgelegt, und die Uhr beginnt zu ticken. Nicht dass wir bei Herzoperationen nicht ohnehin dauernd auf die Uhr sehen würden. Je länger die OP, desto kritischer für den Patienten, doch hier geht es um die Zeit, bei der überhaupt kein Blut mehr fließt, und kein zusätzlicher Sauerstoff in den Körper und zum Gehirn gelangt, das dafür am anfälligsten ist. Fünfzehn Minuten gehen meistens ganz gut; bei allem, was länger anhält, wird es kritisch und schwer vorauszusagen, wie und ob der Mensch wieder aufwacht.

In dieser Zeit reagiert der Mensch auf keine Reize, hat er keine Atmung, keinen Herzschlag, ob er wächst wissen wir nicht – das wurde nie untersucht –, der Stoffwechsel ist extrem verlangsamt, und es findet kein Austausch mit der Umwelt statt. Er hat zwar noch die Möglichkeit, sich fortzupflanzen, doch sicher nicht im Moment. Auf meinem Monitor sind nur gerade Linien, wo sonst EKG und Pulskurve tanzen. Es sind seltsame und faszinierende Momente. Lebt dieser Mensch? Es ist schwer zu sagen. Genau an dieser Stelle befinden wir uns gerade im OP.

Ich schaue den Studenten an und sage: »Im Moment ist er so dazwischen.«

Die Antwort befriedigt weder ihn noch mich. So ist das halt mit guten Fragen, oft gibt es keine einfachen Antworten. Später am Abend sitze ich auf meinem Deck und denke darüber nach. Dabei sehe mir den Sonnenuntergang an, der die Südinsel beleuchtet. Ich trinke ein IPA und verwandle es langsam in Wasser. Hier und jetzt denke ich mir: Das ist Leben!

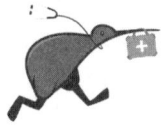

HOBBITON

Es ist kein großes Geheimnis, dass *Der Herr der Ringe* und *Der Hobbit* in Neuseeland gedreht wurden. Falls doch: Jetzt ist der Hobbit aus dem Sack. Fast alle Drehorte der sechs Filme liegen auf den beiden Inseln im Südpazifik – und wer hier schon mal war, kann das nachvollziehen. Besucht man die magischen Orte, gewinnt man den Eindruck, J. R. R. Tolkien wäre selbst hier gewesen und hätte die Bücher erst geschrieben, nachdem er die Landschaft hier erblickt hatte. In Wirklichkeit war er nie in Neuseeland, doch die Landschaft ist wie aus einem Fantasyroman. In Wellington selbst sind neben den Special-Effects-Studios Weta einige der Drehorte, die man direkt besichtigen kann. Allerdings erkennt man nicht auf Anhieb, dass man hier in einem Filmset steht, da es ja nur die Landschaft für den Hintergrund ist. Ohne Orks und Uruk-hai wirkt der Waldweg, in dem sich die Hobbits vor den Nazgul verstecken – Achtung, Spoiler! Ups, zu spät –, wie ein normaler Waldweg und gar nicht bedrohlich. Viel beeindruckender als der Waldweg an sich oder jeder Waldweg überhaupt, ist eine Schaukel auf dem Mount Victoria, die von einem Baum an einem steilen Hang herunterhängt. Wenn man auf dem Ast schaukelt, der an dem langen Seil hängt, das dort jemand angebracht hat, hat man das Gefühl, über Wellington und den Hafen zu fliegen. Das ist für *mich* eine aufregende Erfahrung. Und obwohl mir inzwischen immer schneller schlecht wird, im Auto, auf Schiffen und auf Schaukeln, kann ich mich nicht zusammenreißen, wenn ich da vorbeikomme. Ist das Ding sicher? Sicher nicht! Ein Besuch bei den Orthopäden oder sogar Neurochirurgen im meinem Krankenhaus hingegen wäre mir sicher. Ich denke mir: Toughen up!

Absolut beeindruckend und weniger gefährlich ist ›Hobbiton‹ in Matamata, einer Kleinstadt auf der Nordinsel. Dort gibt es eine Farm im Nirgendwo. Nirgendwo passt das so wie in Neuseeland. Es gibt eine Karte, in der eingezeichnet ist, wo in Neuseeland null Menschen pro Quadratkilometer leben. Die Karte heißt *Niemand lebt hier* und ›hier‹ sind tatsächlich ganze 78,21 Prozent der Landfläche Neuseelands, die komplett unbewohnt sind. Hobbiton liegt in einem mäßig bewohnten Abschnitt – hauptsächlich Schafe –, der bei den Erkundungsflügen nach Drehorten für den *Herrn der Ringe* von Peter Jackson entdeckt wurde. Der Marktplatz, der im Film zu sehen ist, inklusive des riesigen Baumes, sieht fast genauso aus, wie er im Buch beschrieben wird. Mr. Jackson landete mit dem Hubschrauber und fragte den Schaffarmer, ob sie diesen Ort für einen Film mieten könnten. Die Farm ist nicht so klein, wie man bei ›Schaffarm‹ denken könnte, 1250 Acre sind ungefähr 5 Quadratkilometer. Der Farmer hatte nichts dagegen, und so wurde im Vertrag festgeschrieben, dass nach Beendigung der Dreharbeiten alles wieder so hergerichtet werden würde, wie das Filmteam es vorgefunden hatte. So wurde dann auch verfahren.

Der Farmer war im Nachgang doch einigermaßen überrascht, dass Menschen aus aller Welt zu seiner Farm pilgerten, auf der es nichts zu sehen gab. Als der Plan reifte, die Trilogie *Der Hobbit* zu drehen, musste dieselbe Kulisse her, und wieder fragte man bei dem Farmer an. Dieser willigte wieder ein, mit einem kleinen Unterschied. Nach Beendigung der Dreharbeiten sollte alles *genau so bleiben* und in sein Eigentum übergehen, wie es für den Dreh hergerichtet worden war. Und so geschah es, und so ist es bis heute.

Jetzt kann man gegen ein paar Silbertaler mit einem Bus auf die Farm gefahren werden und sich als Touristengruppe durch das Dorf schleusen lassen, den Snapchat- und Instagram-Feed – und für die älteren Mitreisenden: den Facebook-Account – mit Bildern von runden Hobbit-Türen und Selfies vor Schildern mit der Aufschrift ›No admittance except on party business‹ – ›Kein Zutritt außer zu Festvorbereitungen‹ fluten. Man kann im Dorf über die Brücke wandern und in den Pub The Green Dragon™ gehen. Im Pub kann man dann ein eigens hier gebrautes und nirgendwo sonst auf der Welt erhältliches Ale schlürfen.

Oatbarton™ Brew, ein traditionelles englisches Ale, ein eigenes Ginger Beer – Frogmorton Ginger Beer – oder einen Cider – Sackville™ Cider – gibt es zur Auswahl. Leider kein eigenes IPA. Trotzdem ist der Grüne Drache ein besonderer Pub. Der Ort ist etwas Einmaliges, und ein Besuch lohnt sich auf alle Fälle, wenn man sich nur am Rande für Fantasy oder die Filme im Allgemeinen interessiert. Man kann sich den Pub für ›functions‹ mieten. Eine function ist eine Veranstaltung, zum Beispiel ein Geburtstag oder eine ähnliche Feier. Wer das möchte, kann auch dort heiraten. Der Spruch in dem Ring aus dem Buch *Der Herr der Ringe*, den man dort selbstredend kaufen kann – es gibt immer einen ›Exit through the gift shop‹, Banksy lässt grüßen –, hat mich ohnehin schon immer an eine langfristige Verbindung erinnert. Wir wissen nicht, was J. R. R. Tolkien von der Heirat hielt oder woran er dachte, als er schrieb: »Ein Ring, sie zu knechten, sie alle zu finden, ins Dunkel zu treiben und ewig zu binden.« Wenn man da heiratet, ist die Hochzeit genauso gültig wie an jedem anderen Ort sonst, kein Rausreden hinterher mehr, von wegen das war alles nur Fantasy und ›das hast du dir nur eingebildet‹.

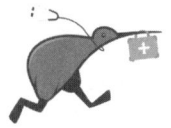

DIE WETA

Die Weta ist eine Langfühlerheuschrecke, die in Neuseeland lebt. Sie ist groß, bis zu 9 Zentimeter lang und 70 Gramm schwer. Das ist so viel wie eine dieser Tafeln Edelschokolade, die dadurch teurer werden, dass sie statt als 100-Gramm- eben nur als 70-Gramm-Tafeln verkauft werden. Der Name Weta kommt von dem Maori-Wort ›Wetapunga‹, was übersetzt so viel wie ›Gott der hässlichen Dinge‹ heißt. Das stimmt. Wetas sind groß und unansehnlich und laut. Deshalb ist die Weta die Namensgeberin der Weta Workshops, der Special-Effects-Firma von Peter Jackson. Er ist einer der bekanntesten lebenden Neuseeländer, international bekannt geworden vor allem durch die zuvor angesprochenen Tolkien-Verfilmungen. Seine Special-Effects-Firma arbeitete neben den erwähnten eigenen Filmen u. a. an Filmen wie *Avatar* und *Krieg der Sterne*, *Thor*, *Blade Runner 2049*, *Mad Max*, *Die Chroniken von Narnia*, *Master and Commander* und so weiter und so weiter. Mit allen verschiedenen Departments zusammengenommen, ist sie die größte Special-Effects-Firma weltweit und agiert auf schlappen 65.000 Quadratmetern. In Wellington Miramar kann man die Studios besichtigen. Neben CGI –

Computer Generated Imagery, kurz Computeranimation – ist Weta auf Maske, Miniaturen und Figuren spezialisiert. Im Shop kann man sogenannte ›Props‹, also Requisiten aus den Filmen erwerben. Zum Beispiel den Hut von Gandalf dem Grauen, die Knöpfe von Bilbo Beutlin, einen Laser-Blaster der Sturmtruppen aus *Krieg der Sterne*, ganze Rüstungen, nachgebaute Waffen der Elben – Stich, Orcrist usw. –, Darth Vaders Helm, den Schlüssel zu Erebor, Gandalfs Zauberstab und vieles andere mehr. Ein Paradies für Freaks und Nerds. Kurz: für mich. Die Preise variieren, da die Stücke meistens von Hand von den Originalkünstlern gefertigt werden, die auch die Requisiten für die Filme hergestellt haben. Umso erfreuter bin ich, als ich ein Requisit zu einem erschwinglichen Preis beim Verlassen des Shops erblicke. Ausgerollt hängt es in einer Vitrine: Der Original-Meisterdieb-Vertrag von Bilbo Beutlin mit den Zwergen. Wer den *Hobbit* weder gelesen noch gesehen hat, dem sei kurz erzählt, dass der Vertrag, den der Hobbit mit den Zwergen geschlossen hat 141 × 66 Zentimeter groß war, aus fünf verschiedenen Schriftstücken besteht, die mit Lederriemen zusammengenäht sind, und von dem Kalligrafen, der das Original für den Film schuf, beschrieben wurde. Ein wunderschönes Stück. Und ›nur‹ 49 Neuseeland-Dollar! Ich bin baff. Und ich brauche diesen Vertrag! Unbedingt. Sofort. Meine Familie geht schon zu unserem Auto, als ich noch mal hineinlaufe.

»Ich würde gerne den Vertrag kaufen«, sage ich zu dem Verkäufer, der in mindestens einem der Filme einen Zwerg gespielt haben muss. Falls nicht, wäre das eine Verschwendung von nicht vorhandener Körpergröße und imposantem langen grauen Bart. Er geht mir bis knapp oberhalb meines Bauchnabels, ohne die Proportionen eines Kleinwüchsigen zu haben.

»Ein wunderschönes Stück, nicht wahr?«, meint er.

Ich frage mich, ob ich den Vertrag bei ihm unterschreiben muss und mich so zu Diebesangelegenheiten und Abenteuern mit Drachen verpflichte.

»Ja, sehr, wirklich sehr schön!«

»Ich war ganz begeistert, als sie entschieden haben, diese Requisite für den Verkauf herzustellen. Es ist wirklich etwas ganz Besonderes. Ich packe ihn Ihnen in eine Kiste.«

Er nimmt den Vertrag aus der Vitrine, rollt ihn ordentlich zusammen und verstaut ihn in einer Kiste, die er mit Paketband zuklebt. Währenddessen unterhält er sich mit mir freundlich über den Dreh des Films. Ich wusste, er musste dabei gewesen sein. Schließlich reicht er mir das Stück über den Ladentisch.

»So, dann bekomme ich noch vierhundertneunzig Dollar.«

»Äh ... einen kleinen Moment bitte ...«

Ich gehe einen Schritt zur Vitrine. Er hat recht. 490 Dollar. In der Eile und durch meine Begeisterung und von der Gier geblendet, hatte ich die kalligrafisch stilisierte Zahl falsch gelesen. Ich kam mir wie der Drache Smaug vor, als er feststellt, dass jemand ihm den Arken-Juwel gestohlen hat. Es ist mir peinlich. Kleinlaut sage ich zu dem Zwerg: »Ich habe mich leider verlesen. Ich ... ähm ... kann ihn nicht nehmen.«

Er nimmt mir das nicht übel. Das möchte ich zumindest glauben. Er spricht allerdings nicht mehr mit mir, und wir trennen uns wortlos. Er schüttelt den Kopf, wie jemand annehmen kann, ein solcher Schatz könne nur 49 Dollar kosten, und ich gehe gesenkten Hauptes zum Auto – ohne den Vertrag.

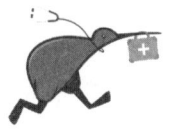

EC-KARTE

Es kostet sechs zwanzig. Ich gebe der Kassiererin einen Zehn-Dollar-Schein und einen Dollar zwanzig in Kleingeld. Die Frau hinter der Kasse ist Mitte zwanzig. Sie schaut mich verständnislos an.

»Das ist zu viel.«

»Ja, ich weiß.«

Sie weiß nicht, was ich will, das kann ich in ihrem Gesicht lesen.

Sie schiebt mir die 1,20 wieder über den Tresen und gibt mir dann drei achtzig zurück. Ich sage nichts und gehe. Es ist mein Fehler, mir passiert das immer wieder. Die Idee, passend auf eine runde Summe zu zahlen und daraufhin einen Schein herauszugeben, ist hier nicht existent.

Zuerst habe ich gedacht, das sei eine kulturelle Sache, und in gewisser Weise ist es das. Und es steht im Zusammenhang mit Technologie.

Dass man bar bezahlt, ist in Neuseeland unüblich. Fast alles wird mit der Bankkarte bezahlt, die meistens gleichzeitig EC-Karte, Kreditkarte und Spar-Karte ist. Wenn man die Karte in das Gerät zum Zahlen schiebt, muss man zuerst zwischen EFTPOS, CC und SAV wählen.

EFTPOS ausgeschrieben bedeutet: Electronic Funds Transfer at Point of Sale und funktioniert so wie eine EC-Karte bei uns. Nur ohne Gebühren für die Händler, sodass ein Kaugummi für 70 Cent selbstverständlich mit Karte bezahlt wird. Ohne Wimpernzucken auf beiden Seiten des Tresens. CC steht für Kreditkarte – dieselbe Karte fungiert meistens auch als Kreditkarte, sodass man überlegen kann, ob man sich das Bier heute noch leisten kann – EFTPOS geht wie EC direkt vom Konto weg –, oder man wählt CC, dann zahlt man erst nächsten Monat mit der Kreditkartenrechnung – und den üblichen Zinsen dafür. SAV steht für Savings, und wenn man ein Sparkonto hat, kann man direkt mit diesem den Siebzig-Cent-Kaugummi bezahlen.

Bargeld gibt es überhaupt nur bis zum Einhundert-Dollar-Schein. Und nach unten bis zur Zehn-Cent-Münze. Seit 2006 gibt es keine Fünf-, Zwei- oder Ein-Cent-Stücke mehr. Die Preise werden weiterhin mit Kommastellen angegeben, doch es wird beim Bezahlen dann gerundet. Hier – und das ist positiv – wird fast immer zu Gunsten vom Kunden abgerundet bei 1,99 auf 1,90.

Diese Art, so gut wie alles mit der Karte zu bezahlen, führt zu dem Verkümmern einer andern Eigenschaft, die man sonst beim ständigen Umgang mit Bargeld am Laufen hält: Kopfrechnen. Das Schulsystem in Neuseeland ist gut, und die Fähigkeiten zum Kopfrechnen werden so gut erlernt wie bei uns. Nach der Schule ist damit meistens Schluss, und mir ist folgende Situation mehrfach passiert: Ich wollte ein Crunchie und ein Bounty kaufen. Crunchie ist eine neuseeländische Süßigkeit, der ich total verfallen war. Geschäumtes Karamell mit Schokolade umhüllt. Durch die feinen Luftbläschen im Karamell haben die Geschmacksknospen auf der Zunge schneller und mehr Kontakt mit dem Karamell, das im Mund rasch schmilzt. Ich glaube, noch süßer geht nur, wenn man sich in Zuckerwatte setzt. Gesund kann das nicht sein. Egal, ich bin froh, dass ich dieser Verführung in Deutschland nicht ausgesetzt bin. Der Crunchie kostet 2,50, das Bounty drei Dollar. Ich lege einen Zehn-Dollar-Schein hin. Die Kassiererin fragt: »Haben sie keine Karte?«

»Nein, nicht dabei, die habe ich im Auto.«

»Dann muss ich den Taschenrechner holen.«

Ja, das muss sie wirklich. Und rechnet dann zusammen. Es kommt das richtige Ergebnis raus, nämlich 5,50. Die zieht sie von den zehn Dollar ab und gibt mir richtig raus.

Das ist mir mehrfach passiert und meiner Frau auch.

Da in Bars die Getränke meistens mit Karte bezahlt werden und da Betrunkensein inzwischen verboten ist – zumindest bekommt man dann keinen Alkohol mehr und muss die Örtlichkeit verlassen –, kann man sich meistens auch an seine PIN erinnern. In Restaurants, wenn mehrere zusammen essen und die Rechnung kommt, dann zahlt entweder einer oder jeder wirft solange Scheine auf den Tisch, bis die Gesamtsumme der Rechnung plus Trinkgeld da liegt. Wenn die einen Wein trinken, Vor- und Nachspeise hatten und man selbst Wasser trinkt und nur ein Gericht isst, hat man halt Pech gehabt. Wenn jemand auf die Idee kommt, einzeln zahlen zu wollen, sagt der Kellner: »Please, no split bill!«

Und das ›Bitte keine getrennte Rechnung‹ bedeutet auf höflichem Neuseeländisch: Gibt es nicht.

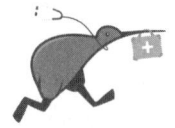

TATTOO

Als wir im Urlaub auf den Cookinseln in der Südsee waren – der einzige Urlaub, den wir in der Zeit auf der Südhalbkugel außerhalb von Neuseeland und Australien gemacht haben –, hatten wir uns am Strand gut mit einem Neuseeländer mittleren Alters unterhalten. Das heißt: Er war so alt wie ich. Mittleres Alter ist das jetzt. Meine Kinder nennen mich zwar nicht Alter, aber sie denken es immer öfter. Der graue Bart hilft nicht dabei.

Wie auch immer, am nächsten Tag wollten wir das Gespräch fortsetzen, konnten uns aber nicht mehr an den Namen erinnern. Deshalb fragten wir ein australisches Paar, das auch am Strand zugegen war und an seinen Melanomen arbeitete, ob es sich an den Neuseeländer erinnern würde, mit dem wir gestern gesprochen hatten.

»Nein, welchen denn?«

»Der hatte eine Tätowierung auf dem Oberarm.«

»Ich habe noch nie einen Neuseeländer kennengelernt, der nicht tätowiert war, das hilft mir nicht weiter«, sagte der Mann von oben herab.

Ich schielte nur leicht auf die Tätowierungen meiner Frau und erklärte das Gespräch im Geiste für beendet.

Doch das, was er gesagt hat, gab mir zu denken. Er hat recht damit, dass es sehr viele Neuseeländer gibt, die tätowiert sind. Warum ist das so? Nirgendwo in der westlichen Welt gibt es so viele Tätowierungen und sind Tätowierungen so akzeptiert wie hier. Sogar bei Polizisten oder Politikern. Okay, echte Gesichts-Tattoos sind auch hier selten. Wenn es sie gibt, sieht man sie meist bei Maori, und das sind traditionelle Tattoos, sogenannte Mokos, die auch akzeptiert sind.

Gerne würde ich schreiben, dass das daran liegt, dass das Tätowieren von den polynesischen Stämmen erfunden wurde. Es hat dort seinen Ursprung, und deshalb sind Tätowierungen in diesem Teil der Welt so verbreitet und akzeptiert. Auch würde ich gerne schreiben, dass die Seeleute unter James Cook, der Neuseeland für die westliche Welt ›entdeckt‹ hat, die Tätowierungen mit nach Europa gebracht haben und dass deshalb anfangs nur Seeleute und Soldaten tätowiert waren. Leider ist das falsch. Auch wenn es sich so schön passend anhört.

Erinnern Sie sich an den bekanntesten Österreicher? Nicht Hitler. Also davor, zeitlich gesehen, den Ötzi? Ötzi hat 61 Tätowierungen, und die sind 5.300 Jahre alt. Das ist deutlich länger her, als Neuseeland besiedelt ist. Auch wenn die Tätowierung durch die Seefahrer eine Renaissance in Europa erhalten hat, erfunden haben sie die nicht. Es gibt auch Mumien bei den alten Ägyptern – die jungen Ägypter stellen keine Mumien mehr her –, die sogar noch ältere Tattoos haben als der Ötzi.

Nun allerdings haben die Tattoos in Neuseeland bei den Maoris und den Polynesiern nicht nur schmückende Bedeutung, sondern erzählen oft auch die Lebensgeschichte des Trägers. Streng genommen erzählt jedes Tattoo eine Geschichte, egal ob da jetzt ›Chantarelle *12.02.1999‹ oder eine Depeche-Mode-Rose oder ein fliegendes Einhorn die Haut verziert. Trotzdem zeigen die Tätowierungen hier verschlüsselt die Herkunft und den Lebensweg des Trägers. Eben um ein solches stechen zu lassen, waren wir auf den Cookinseln. Hier lebte ein Tätowierer, der sich bis ins Magazin der Süddeutschen Zeitung vorgestochen hatte. Meine Frau hatte einen Termin mit ihm. Dabei ist besonders interessant zu wissen, dass sie nicht wusste, wie groß das Tattoo werden und wie es aussehen würde. Sie erzählte ihm ihre Geschichte, und er stach es dann. Das Ergebnis war einmalig, permanent und sehr schön.

Auch bei den Pakehas, also weißen Neuseeländern, sind Maori-Tattoos oder polynesische Hautverzierungen beliebt. Neuseeländer sind sehr stolz auf ihre Vorfahren und ihre Abstammung. Deshalb sind auch Symbole wie die neuseeländische Flagge, das Kreuz des Südens, die vier Sterne, die auch auf der Flagge von Australien zu sehen sind, oder ein Farn, die Nationalpflanze, sehr beliebt.

Diese Symbole sind in Neuseeland ein Ausdruck des Respekts, der Zugehörigkeit und der Liebe zum Land. Das ist ein harmloser Ausdruck. In Deutschland täte man sich schwer, eine tätowierte Deutschlandflagge nicht in eine bestimmte politische Richtung einzuordnen. Gleiches gilt für historische Symbole, die mit unserer Geschichte in Verbindung gebracht werden können. Hier bedeutet eine Neuseeland-Flagge oder ein Farn nicht die Zuordnung zu einem politischen Spektrum, sondern ist losgelöst davon.

Auch tätowierte Polizisten sind normal in Neuseeland. Ausgenommen sind Gang-Tätowierungen. Bei Gesichts-Tattoos ist es Ermessenssache, ob man eingestellt wird.

Wer es besonders echt möchte, kann sich ein traditionelles Tattoo auf traditionelle Art stechen lassen. Das bedeutet, nicht mit der Maschine gestochen, sondern geklopft. Muss man mögen. Ich rate davon ab. Nicht nur, weil das noch mal deutlich mehr weh tut, als ein ›normales‹ Tattoo stechen zu lassen, sondern weil es hygienisch nicht ganz unbedenklich ist. Wir hatten einen Patienten, der eine Nekrotisierende Fasziitis – eine sehr schlimme Entzündung der Faszien – entwickelt hatte. Deshalb musste das Tattoo großflächig ausgeschnitten werden. Bei ihm war das beidseits von der Mitte des Oberschenkels bis unter die Achseln. Auf 5 bis 20 Zentimeter Breite. Sieht nicht schön aus. Ruiniert auch das Tattoo.

Margits Tattoo wird mit einer Maschine gestochen. Es enthält Elemente, die die beiden Kinder darstellen, den Wunsch zu reisen, Reisen im Allgemeinen und einen Rochen, so wie einen Taniwha – gesprochen wird das ›Tanifa‹, wh in Maori wird meistens wie ein deutsches F ausgesprochen. Ein Taniwha ist ein Schutzgeist, der im Wasser lebt und Menschen vor gefährlichen Strömungen und Wellen schützen soll. In neuerer Zeit wurde das Dinosaurierskelett, das als Erstes in Neuseeland gefunden wurde, nach ihm benannt. Der Taniwhasaurus, ein Wassersaurier, der mit dem Tylosaurus und dem Hainosaurus verwandt ist. So, jetzt kennen Sie sich aus! Der an Margits Fuß ist wesentlich kleiner als ein Taniwhasaurus und sieht auch besser aus. Ob er vor Wellen schützt, weiß ich nicht, vor unguten Strömungen schützt er definitiv. Als wir später eine Fährfahrt bei sehr unruhiger See machten – der Name der Gesellschaft war ›A cruise to remember!‹ –, sahen wir uns der Situation gegenüber, dass der Bootsmann, während wir den Hafen verließen, Spucktüten an die Gäste austeilte – an alle. Wir haben sie alle gebraucht, bis auf Margit.

Kurze Zeit später kam der Neuseeländer, den wir gesucht haben, am Strand entlang. Er hieß Christopher.

»Christopher, was machst du eigentlich beruflich?«

»Ich bin Bürgermeister, warum?«

»Nur so ...«

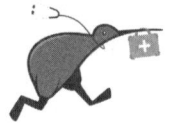

TOILETTEN

In vielen westlichen Ländern ist eine Debatte entbrannt und kürzlich war in einer Münchner Zeitung zu lesen: »Toiletten für ›Diverse‹ in Grundschulen, muss das sein?«

Diese Debatte gibt es in Neuseeland nicht. Warum nicht? Erstens, weil in Neuseeland die öffentlichen Toiletten schon lange frei für alle zugänglich sind – und so gut wie jede öffentliche Toilette für Männlein, Weiblein und Körperbehinderte gleichermaßen ist. Das heißt, am Strand stehen da dann zwei Häuschen. Mit jeweils drei Piktogrammen drauf. Und es gibt keine Unterscheidung. Die Toiletten sind so gut wie immer gemischt. Und die Toiletten sind sauber und mit Papier versorgt. Außerdem, wie gesagt, immer kostenlos. Dafür zahlen zu müssen, käme den Neuseeländern nicht in den Sinn. Die Vorstellung, jemand könnte in die Büsche gehen, wenn es eine Toilette gibt, ist für die Neuseeländer gleichermaßen abstrus wie widerwärtig. Für ein Grundbedürfnis gibt es einen sauberen, kostenlosen Ort. Für alle. Und der darf sogar schön sein. *Die Zeit* schreibt in dem Artikel ›Schöner Scheißen‹ – Entschuldigung, doch so steht es in der *Zeit*, und dann kann ich das auch so schreiben –, wo es die schönsten öffentlichen Toiletten in Neuseeland gibt. Das Hundertwasser-Klo in Kawakawa, in der Bay of Islands darf nicht fehlen. In Matakana gibt es eine Toilette, die sieht so aus als wäre sie dem Film *Der Herr der Ringe* entsprungen. Sie wurde für umgerechnet schlappe 260.000 Euro mit Spendengeldern erbaut. Das möchte ich in Deutschland einmal sehen, dass eine Gemeinde für eine öffentliche Toilette diese Summe an Spenden aufbringt, um dann nicht nur ein funktionales, sondern auch künstlerisch ansprechendes Örtchen zu schaffen. Mein liebstes öffentliches Örtchen befindet sich in Carlucciland, einem Schrottplatz mit Kunst, einem Minigolfplatz und Paintball-Gelände, direkt an der Happy Valley Road, bei uns in der Nähe in Wellington. Die Wände sind mit gebrochenen Spiegeln beklebt, das erinnert mich immer an meinen Geisteszustand nach einem Nachtdienst.

Um auf das Gezanke mit der Diversität zurückzukommen: Ich verstehe die Diskussion nicht. Wissen Sie, was die Originaltoilette für Diverse ist? Ihre eigene – zu Hause! Da dürfen alle drauf, und es ist ganz normal. Warum also bei öffentlichen Toiletten unterscheiden? Und so sehen es die Neuseeländer auch.

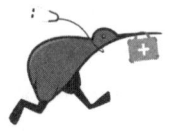

SHE'LL BE RIGHT

»Aber was ist, wenn ...?«

»She'll be right!«

»Mhm ...« Ich verstehe nicht. In meinen Bedenken kommt keine ›sie‹ vor. Es geht eher ums große Ganze und meine Sorge, mit den Kindern ohne Schwimmwesten in eine Bucht zum Angeln zu fahren und den ganzen Tag in der Sonne zu verbringen. Ken, der Pilot mit dem Boot, klärt mich auf.

›She'll be right‹ ist keine Person, sondern eine ganze Philosophie, die sich auf der Südhalbkugel über Australasien ausgebreitet hat und sich in der Häufigkeit der verwendeten Phrase leicht mit dem thai-englischen ›Same, same, but different‹ und dem bayerischen ›Passt scho‹ messen kann.

›She'll be right‹ bedeutet: Es wird schon gut gehen. Mach dir keine Sorgen. Mach einfach. Es spiegelt die Vorstellung und beruhigende Erwartung wider, dass im Grunde alles am Ende gut ausgehen wird. Und zwar obwohl man weder vorbereitet ist, noch die geringste Ahnung hat, was man tut.

Ein ›Mach dir keine Gedanken, das wird schon!‹ wird in Deutschland eher nicht so große Begeisterung auslösen, im Lande der Bedenkenträger, die sich gerne auf das konzentrieren, was falsch läuft. In Deutschland wäre ›she‹ sicher nicht in Ordnung, sondern *versichert*.

Hier ist das eine positive optimistische Grundeinstellung der Situation im Einzelnen und dem Leben gegenüber. ›She'll be right‹ passt eigentlich immer, wenn etwas nicht so laufen könnte, wie es sollte. Selbst wenn etwas schiefgelaufen ist, vertraut man darauf, dass es keine Katastrophe ist und wieder in Ordnung kommt. Es ist das genaue Gegenteil von Murphys Gesetz, dass alles, was schiefgehen kann, schiefgehen wird. ›She'll be right‹ eben.

Dieser Optimismus ist erfrischend, außer wenn dann mal wirklich etwas schiefgeht, jemand verletzt wird oder sogar stirbt.

Erfrischend ist ›She'll be right‹, wenn es darum geht, eine Baugenehmigung zu bekommen. Und der Antrag nicht so, sagen wir mal, genau ausgefüllt ist. Das wird jetzt den Behörden vorgeworfen – also dass sie zu nachsichtig Genehmigungen erteilt hätten. Für die Menschen, die bauen wollen, ist das hilfreich.

Als Patient möchte man ebenso hören, dass alles schon wieder wird. Bilddarmentzündungen werden hier prinzipiell erst mal mit einem Antibiotikum behandelt. In zwei Dritteln der Fälle muss der Blinddarm dann doch irgendwann raus. Bei einem Drittel nicht. Diese haben sich die OP gespart. Ob das richtig ist, kann ich nicht beurteilen, ich bin ja kein Chirurg, ich weiß nur, dass bei uns in Deutschland der ›Fall‹ Blinddarm immer operiert wird. Auch um drei Uhr nachts. 20 bis 30 Prozent der Blinddärme sind harmlos, d. h. sie waren nicht die Ursache für die Bauchschmerzen. Die Diagnose ist nicht einfach. Es gibt zwischen Schwarz und Weiß ein Grau, und die Rate von 20–30 Prozent der Blinddärme, die unauffällig waren, wird in Studien bestätigt. In Neuseeland wird erst mal abgewartet. She'll be right.

Manchmal ist dann aber doch Eile geboten, und ich würde mir wünschen, dass schneller eine Entscheidung getroffen würde und es flott vorangeht.

Die Kiwis, die im Vergleich zu uns auf Naturkatastrophen vorbereitet sind, sind manchmal etwas nachlässig, wenn es darum geht, das, was selbstverständlich ist, auch umzusetzen. Jede Kiwi-Familie soll für zwei Wochen Nahrung und Trinkwasser zu Hause haben. Das ist ganz schön viel Wasser. Und nicht jedes Essen ist für die zwei Wochen geeignet. Alles, was gekühlt werden muss, fällt weg, weil man davon ausgehen muss, zu der Zeit keinen Strom zu haben. Und ohne Strom geht viel nicht. Weder der Herd, der Kühlschrank, noch die Gefriertruhe funktionieren dann. Die Kinder lernen das in der Schule: keine schweren Dinge auf Regale zu stellen oder Bilder übers Bett zu hängen, weil man nicht möchte, dass die einem bei einem Erdbeben auf den Kopf fallen.

Das Krankenhaus, in dem ich arbeite, ist ›erdbebensicher‹. Es steht auf einem Fundament aus Gummi und soll bei einem Erdbeben bis Stärke 9,0 unbeschädigt bleiben. Das ist schon eine ordentliche Zahl. Deshalb ist es Dienstagmorgens um kurz nach neun umso erstaunlicher, dass das Licht kurz ausgeht und dann nicht mehr so wirklich an. Nur die Notbeleuchtung. Das bedeutet, keine OP-Lampen. Zu der Zeit, zu der gerade alle OPs des Tages begonnen haben. Die OP-Säle sind im Zentrum des Baus und haben keine Fenster. Es ist richtig dunkel. Das Krankenhaus hat natürlich einen Dieselgenerator, der im Falle eines Stromausfalls die Notstromversorgung übernimmt. She'll be right. Es gibt sogar zwei davon, falls einer nicht funktioniert, und genügend Diesel im Keller, für, Sie ahnen es, zwei Wochen. She'll be right.

Umso beunruhigender ist, dass auf den Anzeigetafeln, die in jedem Gang und in jedem OP hängen und auf denen Durchsagen in roter LED-Schrift laufen, diesmal etwas steht, was wir noch nie gesehen haben und auch nicht sehen wollten.

»Hospital is on battery! 19 min power left!«

Zusätzlich zu den beiden Dieselgeneratoren hat das Krankenhaus noch ein eigenes ganzes Stockwerk mit Batterien, die allerdings nicht für zwei Wochen reichen, sondern nur für 20 Minuten. Eigentlich nur viel kürzer, falls einer der Diesel nicht sofort anspringt. Oder beide. So wie jetzt. She'll be right?

Es funktioniert neben den Lichtern kein Aufzug im ganzen Haus, keine elektrische Tür. Nur die absoluten Notfallsteckdosen, in denen zum Beispiel Beatmungsgeräte eingesteckt sind, haben Strom. Das Personal, das nicht direkt in die Patientenversorgung eingebunden ist, trifft sich zu einem Krisentreffen in der OP-Zentrale. Ein Bagger hat das Starkstromkabel für das Krankenhaus durchtrennt. Die Techniker arbeiten so schnell wie möglich daran, mindestens einen Dieselmotor in Gang zu bringen. Inzwischen läuft die Schrift mit »Hospital is on battery! 11 min power left!«.

Das kommt mir so vor, wie in einem James-Bond-Film, in dem der Countdown runterzählt, bis die Bombe explodiert.

Jetzt sind wir tatsächlich etwas beunruhigt. Die Gasversorgung mit Sauerstoff funktioniert zwar, aber die Absaugung, die hier ausschließlich mit Vakuum betrieben wird, geht nicht. Alles läuft erstaunlich ruhig und koordiniert ab. Niemand erhebt auch nur ein einziges Mal die Stimme. Gibt ja keinen Grund dafür. Im Simulationszentrum bringen wir jedem bei, dass man bei einem Notfall nur die Stimme erheben darf, um andere zur Ruhe zu ermahnen. Wir bringen kleine mobile Absauger in die OPs, in denen die Chirurgen mit Taschenlampenlicht operieren.

Als die Anzeige »Hospital is on battery! 4 min power left!« zeigt, springt sie um auf: »Emergency backup power is online!«. Die Techniker haben es gerade noch rechtzeitig geschafft, und wir haben wieder Strom. Alle sind erleichtert und kein Patient ist zu Schaden gekommen. She'll be right!

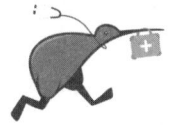

DURCH HONIG WATEN

Es besteht kein Zweifel daran, dass sich das Leben nicht nur zwischen 09:00 und 17:00 Uhr abspielt. In den restlichen Stunden des Tages wird auch gelebt, und je nachdem wie gern man seinen 8-Stunden-Job hat, empfinden das manche Menschen als die eigentliche Zeit, in der man lebt. Damit da gelebt werden kann, gibt es viele Berufe, die sich außerhalb der klassischen Kernarbeitszeit bewegen. Taxi und S-Bahnfahrer, Bäcker, die freundliche Frau an der Kasse bei Aldi und, je später es in die Nacht hinein geht, Servicepersonal, Barkeeper, Polizisten, Krankenschwestern, Ärzte und DJs. Manche von ihnen brauchen wir dringend in der Nacht – den Barkeeper –, andere würden wir lieber nicht brauchen. Man ist aber doch froh, wenn sie arbeiten. Zu diesen gehöre ich. Wenn Sie mich nachts treffen, und ich arbeite, dann werden Sie operiert, und die meisten machen das nicht zum Vergnügen, zumindest nicht nachts, oder ich bin als Notarzt bei Ihnen. Auch das ist in der Regel kein erfreuliches Erlebnis.

Nachts zu arbeiten bringt verschiedene Schwierigkeiten mit sich. Die schlechte Sicht in der Dunkelheit draußen ist nur eine davon. Andere

Schwierigkeiten, die viele Menschen haben, die nachts arbeiten, sind der umgekehrte Rhythmus und das Schlafdefizit.

Nach einem Nachtdienst ist es so, als würde man durch Honig waten. Alles ist zäher, geht langsamer, und man kommt nicht richtig von der Stelle, mental und körperlich. Man braucht länger für jeden Schritt. Jeden Arbeitsschritt. Oft ›klebe‹ ich in der Klink fest, weil mir etwas einfällt, das ich vergessen habe aufzuschreiben. Manchmal bleibt man bei einem Gespräch hängen, obwohl man schon vor einer Stunde gehen wollte. Das schreibt man natürlich nicht als Überstunde auf. Manche Menschen können sich und ihre Aufmerksamkeit laserscharf fokussieren. Das kann ich nicht. Als Kind hatte ich eine Aufmerksamkeitsdefizit- und Hyperaktivitätsstörung.

Klassischer Zappelphilipp halt. So wie sich der Körper bewegen muss, so sprunghaft ist der Geist, das bedeutet ... Oh guck, ein Eichhörnchen! Doch das nur am Rande. Heute würde man meinen Geisteszustand eher so beschreiben: 50 Tabs im Browser offen und keine Ahnung, von welchem die Musik kommt. Nach einem Nachtdienst zerfällt diese mühevoll nach Farben, Wichtigkeit oder chronologisch geordnete Browserleiste mit Aufgaben und Gedanken in verschiedene Teile, die frei durch den Raum schweben. Autofahren ist jetzt keine gute Idee. Einkaufen auch nicht. Das kann beides sehr teuer werden. Nach einem 24-Stunden-Dienst hat man die Reaktionsfähigkeit eines Menschen, der 1,0 Promille Alkohol im Blut hat. Das ist gut untersucht und der Grund, warum Lastwagenfahrer keine ›Allnighter‹ machen dürfen und das streng gesetzlich geregelt ist. Auch Piloten dürfen das nicht, Ärzte schon. Interessanterweise wird das von verschiedenen Kollegen ganz unterschiedlich gesehen. Es gibt eine Studie, in der Piloten und Chirurgen gefragt wurden, ob sie nach einem Nachtdienst noch fit oder ob ihre Fähigkeiten beeinträchtigt seien. Die Piloten sagten, natürlich sind wir dann nicht mehr so gut, wie wenn wir frisch und ausgeruht wären.

Die Chirurgen sagten zu 80 Prozent: »Mir geht's prima, ich könnte einfach so weitermachen, nein, keine Performanceeinschränkung bei mir.« Beneidenswert.

Dabei fällt mir eine Geschichte von Gregor von Rezzori ein. Bleiben Sie noch kurz bei mir, ich schreibe das nach einem Dienst, doch das hat tatsächlich Relevanz. Ein weiser Einsiedler – warum Einsiedler immer weise sind, nur weil sie nichts mit anderen Menschen zu tun haben wollen, kann ich besser verstehen, je älter ich werde – fand eine kleine Pflanze in der Wüste, einen Sprössling. Da er keinen Topf hatte, setzte er ihn in einen Gazellenknochen. Er ließ die Pflanze gedeihen. Als sie für den Gazellenknochen zu groß wurde, nahm er einen Löwenknochen, und die Pflanze wuchs weiter. Als sie auch dafür zu groß wurde, setzte sie in den Knochen eines Esels. Die Pflanze war die erste Weinrebe. Und so fühlt sich bis heute jeder, der einen Wein trinkt, beschwingt wie eine Gazelle, nach zweien mutig wie ein Löwe, doch nach drei Wein verhält er sich wie ein Esel.

Sich so fühlen wie mit einem Promille Alkohol nach einem Nachtdienst entspricht dann wahrscheinlich der Grenze zwischen Löwe und Esel bei denen, die geantwortet haben, sie seien noch so gut wie ›neu‹. Ich bin nach einem Dienst sicher nicht mehr wie eine Gazelle unterwegs, und mutige Einkäufe tätige ich auch nicht, eher dämliche. Ich weigere mich hartnäckig, das kurzärmlige schwarze Hemd mit dem Flammenmuster an der Seite wegzuwerfen, in der Hoffnung, dass das mal wieder in Mode kommt. Meine Frau bemerkt dazu und hat damit wahrscheinlich recht: »Das war niemals in Mode und kann deshalb auch nicht wiederkommen!«

Aus diesem Grunde sind Nachtschichten in Neuseeland auf maximal 14 Stunden begrenzt. Und zwar schon seit langer Zeit. Nicht wegen des Flammenhemds, sondern wegen der im Allgemeinen schlechten Entscheidungen, die man nach Nachtdiensten trifft.

Dass Autofahren auch keine gute Idee nach einem Nachtdienst ist, wissen die Juristen besser als die Ärzte, und deshalb bekommt man, wenn man einen Autounfall nach einem Nachtdienst baut, automatisch eine Teilschuld. Sag deshalb nie: »Oh nein, ausgerechnet nach dem Nachtdienst muss mir das auch noch passieren.«

Ich habe das bei meinem Auffahrunfall nach einem Nachtdienst nicht gesagt, war auch nicht notwendig, bei einem Auffahrunfall ist man meistens sowieso schuld.

Wenn ich nach Hause komme, freue ich mich, wenn es regnet. Für mich könnte es das ganze Jahr regnen. Mir ist bewusst, dass ich mich damit von den meisten anderen Menschen erheblich unterscheide. Hängt vielleicht auch mit meinem Hauttyp 1 zusammen, der selten bis nie vorhandenen Bräune nach einem Sonnenbad und dem fast unweigerlich auftretenden Sonnenbrand oder der wahrscheinlich auftretenden Sonnenallergie bei längerer Bestrahlung durch die gelbe Große. Es hat allerdings noch einen anderen Grund. Bei Regen schlafe ich wie ein Baby. Aber nicht alle drei Stunden aufwachend, mit voller Hose und nach der Brust schreiend, sondern durch – in einem Stück. Das ist ein Zustand, der besonders nach dem Nachtdienst für mich schwierig ist. Da ich eine nicht unerhebliche Anzahl an Arbeitstagen nachts verbringe, wird der Tag damit für mich zur Nacht.

Schlafen nach einem Nachtdienst können manche Menschen hervorragend. Sie kommen nach Hause, legen sich hin und schlafen für sechs Stunden. Ich kann in und nach einem Nachtdienst nur sehr schlecht schlafen. Auch wenn ausnahmsweise während des Nachtdienstes nichts los sein sollte und ich mich theoretisch in meinem winzigen Zimmer in das kleine Pressspanbett legen könnte, kann ich nicht schlafen, da ich nicht abschalten kann. Ich habe den Piepser, Funk oder Telefon, die mich für eine Not-Sectio, ein Polytrauma, eine Bauchaorten-Aneurysma oder sonstige Katastrophen erreichen können. Zu Hause ist es so, dass ich mich erst spät hinlege, nachdem ich ein bisschen ›runterge-kommen‹ bin, zwischen zehn und elf Uhr morgens, und dann mit Glück nach ein oder zwei Stunden Hin-und-her-Wälzen für ein bis zwei Stunden bewusstlos werde. Bewusstlos deshalb, weil ich in exakt derselben Position aufwache, in der ich zuvor eingeschlafen bin, und mir alles weh tut, da ich mich im ›Schlaf‹ nicht einen Millimeter bewegt habe. Danach ist es mit dem Schlafen vorbei. Das ist dann so zwischen 13 und 15 Uhr. Der restliche Tag wird nicht sehr produktiv verbracht, bis ich dann wieder zum Nachtdienst gehe. Ausnahmen davon sind Regentage. Wenn es regnet und ich mit offenem Fenster dem Plätschern lauschen kann, schließen sich meine Augen wie von selbst, und ich schlafe für mehrere Stunden. Ja, es gibt mindestens eine App, über die man sich Tonaufnahmen von Regen anhören kann, doch siehe da, das ist nicht das Gleiche. Es funktioniert nicht so gut, wenn überhaupt.

Wenn ich keinen Nachtdienst habe und es regnet, dann ist das ein gemütlicher Tag für mich. Ich kann lesen, ohne hinaus zu ›müssen‹. Ich gehe allerdings auch im Regen laufen und genieße das. In Neuseeland bin ich deshalb sicher im richtigen Land. Regentage haben wir hier genug, und Friedensreich Hundertwasser Regentag Dunkelbunt, der Künstler, ist nicht umsonst nach Neuseeland gezogen. Er konnte an Regentagen besser malen, da er fand, dass bei Regen die Farben besser rauskommen. Das kann ich nicht sagen, doch schlafen geht definitiv besser. Gute Nacht.

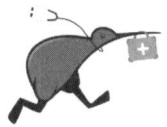

TALL POPPY SYNDROME
ODER ›AT LEVEL‹

Tall Poppy Syndrome (TPS) bedeutet übersetzt eine Mohnblume, die aus dem Feld heraussteht, höher als die anderen Blumen. Die Tall Poppy fällt auf, weil sie höher hinauswill als der Rest der Blumen. Und das ist in Neuseeland unerwünscht. Neuseeland ist ein gemeinschaftlich orientiertes Land und die Kultur dementsprechend ausgelegt. Ein Engländer hat die neuseeländische Art und Weise, mit Entscheidungen umzugehen, einmal eher unfreundlich als ›Beat-Kommunismus‹ bezeichnet. Weil jeder miteinbezogen werden muss, in jede Entscheidung. Diese Vorgehensweise unterscheidet sich grundlegend von den meisten westlichen Kulturen und wird schon in der Schule deutlich. Beispielsweise gab es in der Schule meiner Tochter einen ›Fun Run‹, eine Veranstaltung, bei der die Grundschüler der ersten drei Klassen einmal um die Schule und den Sportplatz liefen. Die versammelten Eltern sahen diesem ›Fun Run‹ zu. Ein kleines Sportfest mit Elternbeteiligung. Es gab selbst gebacken Kuchen – viel –, einige Väter hatten einen ›Barbie‹ aufgebaut, und es gab ›Sausage Sizzle‹,

Würstchen vom Grill. Meine Tochter in der ersten Klasse gab sich Mühe und schaffte es, als Erste durchs Ziel zu kommen. Sie war stolz, ich war stolz. Doch gab es keine Zeitmessung. Es wurde nicht registriert, wer in welcher Reihenfolge durchs Ziel kam. Und dementsprechend gab es keine Siegerehrung. Und selbstverständlich auch keine Medaillen oder Preise. Das alles hätte ja die Unterschiede herausgestellt. Hier ging es einzig und allein darum, dabei gewesen zu sein und zusammen gelaufen zu sein. *Das* war das Ziel. Nicht als Erster ins Ziel zu kommen, und nicht schneller zu sein als die anderen. Für die Menschen, für die ›Dabeisein ist alles‹ das Wichtigste ist, ist das super. Für jemanden, der für seine Leistung gelobt werden möchte, ist das mehr als enttäuschend.

Ähnlich ist das mit der Benotung in der Schule. Neuseeländer schneiden bei der Pisa-Studie vergleichbar mit Deutschland ab, wobei der Stundenplan deutlich aufgelockerter ist und Noten ohnehin erst später eingeführt werden als bei uns: ab der Mittelstufe. Bis dahin werden die Kinder auch beurteilt, und auf dem Zeugnis steht ganz genau drauf, nach welchen internationalen und nationalen Standards Lesen, Rechnen und Schreiben beurteilt werden. Und bei Mathe steht dann im Zeugnis: ›at level‹ – dem Level entsprechend. Beim Schreiben und Lesen steht ›at level‹ im ersten neuseeländischen Zeugnis meiner Tochter, sodass wir uns fragen, was ›at level‹ bedeutet. Ist das gut? Ist das schlecht? Müssen wir etwas tun? Muss sie etwas tun? Nein, nein, sagt die Lehrerin, es sei alles in Ordnung, Zoe sei »at level«.

»Ja, aber was heißt denn das?«, fragen wir erneut. »Wo steht sie denn?«

»At level«, sagt die Lehrerin.

»Und wenn sie nicht ›at level‹ wäre?«

»Dann würden wir sie mehr unterstützen.«

Da wir anscheinend schwer von Begriff sind – das ist bei mir nichts Neues – und unbedingt wissen wollen, was ›at level‹ bedeutet, erklärt die Lehrerin es uns schließlich widerstrebend: ›At level‹ bedeutet, dass sie innerhalb des Erwartungshorizonts für die jeweiligen Fähigkeiten liegt. Ah ja. Und wie gestaltet sich dieser Erwartungshorizont? Nun, das sind zwei Standardabweichungen von der Mitte. Alles was da drin ist, ist ›at level‹, also im Erwartungshorizont für das Alter. Ich brauche ein bisschen, um das zu verarbeiten. Zwei Standardabweichungen von der Mitte nach oben und unten? Das bedeutet in deutsche Schulnoten übersetzt, von 1 bis 4 ist alles ›at level‹, also noch normal und damit ausreichend. Weder eine sehr gute Leistung noch eine schlechte würde extra erwähnt. Wenn es darüber hinausgeht, nach unten, dann wird mit dem Kind extra geübt. Da die meisten Schulen das Zwei-Pädagogen-Prinzip haben und es auch meistens kleine Klassen sind, ist das dann gut möglich. Wir sind baff. In der Arbeit spreche ich Sally darauf an, sie als echter Kiwi sollte mir etwas dazu erzählen können.

»Ja, das ist so. Tall Poppy Syndrome nennen wir das hier. Herausstechen ist unerwünscht. Quasi das Gegenteil der US-amerikanischen Mentalität, bei der immer alles größer, besser und so weiter sein muss.«

Ich muss das erst ein bisschen in meinem Kopf hin und her bewegen. Wirkt sich das auf die Leistungen aus? Wenn es ein Wert ist, nicht besser zu sein als die anderen, dann gibt man sich nicht so viel Mühe, um gute Noten zu schreiben. Die University of Waikato hat im Jahr 2015 genau das untersucht und kommt zu dem Ergebnis, dass Studenten deshalb im Durchschnitt 20 Prozent schlechtere Leistungen zeigten.

Auch nach Jahren konnte ich mich nicht ganz daran gewöhnen, und letztendlich ist dieser Wert einer der Gründe, warum wir wieder zurück nach Deutschland gegangen sind. Nicht weil ich bei der Arbeit damit nicht klargekommen wäre, sondern weil wir nicht wollten, dass unsere Kinder diese Wertvorstellung verinnerlichen.

Der andere Wert, der uns viel bedeutet und der hier keiner ist – und das hängt auch mit dem Tall Poppy Syndrome zusammen –, ist Selbstständigkeit.

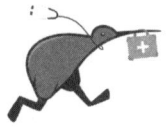

SELBSTSTÄNDIGKEIT

Andere Länder, andere Werte. Das klingt einfach, ist es aber nicht. Unterschiedliche Werte findet man manchmal erst nach längerer Zeit heraus. Wir dachten zum Beispiel, dass, da Neuseeland so durch die englische Kultur geprägt ist, viele englische und westliche Werte vertreten sind und Neuseeland eigentlich Schottland oder Irland ähnlicher ist als Tahiti oder Fidschi. Doch unter der westlichen Oberfläche sieht es anders aus. Bis dahin durchzudringen dauert meistens mehr als ein Jahr. Bei mir hat es mindestens ein Jahr gedauert, weil ich ohnehin nicht besonders sensibel bin, was subtile Verhaltenshinweise angeht. Ein für uns wichtiger Wert ist die Selbstständigkeit. Ich möchte selbstständig arbeiten, ich bin selbstständig in meiner Arbeit und in meinem Denken – das bilde ich mir zumindest ein. Und das möchte ich für meine Kinder. Dass sie zu selbstständig denkenden Erwachsenen heranreifen, die sich nicht davor scheuen, Verantwortung zu übernehmen. Sie sollen von klein auf lernen, eigene Entscheidungen zu treffen. Helikopter-Eltern stehen diesem Prozess entgegen. Es muss einen Weg geben zwischen ›Ich werfe das Kind ins kalte Wasser, so lernt es am besten

Schwimmen‹ und ›Ich halte ihm mit achtzehn beim Schwimmkurs im Kinderbecken die Hand und die Schwimmflügel‹.

Der Schulweg meiner Tochter vom Dargle Way in die Owhiro Bay School verläuft circa 400 Meter den Berg hinunter, und man muss dabei einmal eine Straße überqueren. Wir haben sie am ersten Schultag und die ersten Wochen dorthin gebracht. Dass Eltern ihre Kinder den kurzen Weg bis zur dritten Klasse begleiten und ihnen den Schulranzen tragen, war uns etwas suspekt. Das war noch, bevor es den Begriff der Helikopter-Eltern in Deutschland gab. Die Idee, die Kinder könnten doch jetzt einmal alleine oder in der Gruppe in die Schule gehen, wurde von den Kiwi-Eltern als absurd verworfen. Durch diese und andere Begebenheiten, die alle in die gleiche Richtung gingen, dämmerte es uns langsam. Bei einem anderen Kind übernachten? In der zweiten Klasse? Viel zu früh! Während in Deutschland schon im Kindergarten Übernachtungen auf dem Bauernhof, ohne Eltern, nur mit Erziehern, normal sind. Im Zusammenhang mit dem ausgeprägten Gemeinschaftssinn und -gefühl, waren selbstständige Entscheidungen eher unerwünscht. Selbstständigkeit ist in Neuseeland kein Wert, der Kindern vermittelt wird, und auch später nicht besonders geschätzt.

Wichtig ist, dass alles in Absprache mit allen, die es betrifft, entschieden wird, und nicht, dass jemand allein Entscheidungen trifft. Das konnte ich immer wieder bei der Arbeit beobachten. Jede kleine Entscheidung, die nur im Geringsten außerhalb des normalen Standardverlaufes war, muss dann mit allen besprochen und durchgekaut werden. Das fördert bei der Arbeit und in der Schule die Harmonie. Dinge schnell in Angriff zu nehmen ist damit allerdings unmöglich. Und eigenständiges Denken ist auch schwer zu erreichen. Im Gegenteil, Selbstständigkeit wird eher als negativer Wert betrachtet, sogar als egoistisch und hochnäsig gesehen. Das Gegenteil von ›humble‹ – bescheiden.

Bescheidenheit ist für den Neuseeländer von größtem Wert. Diese Erkenntnis war es, die uns letztendlich dazu veranlasst hat, wieder den Rückweg nach Deutschland anzutreten. Der Wunsch, dass unsere Kinder ähnliche Werte erfahren wie wir selbst. Wir wollten, dass unsere Kinder selbstständige und eigenständig denkende Menschen werden. Denn wir glauben, dass sie damit gut durchs Leben kommen. Das ist unsere ganz persönliche Meinung.

Und natürlich kommen die Kiwis gut in ihrer Welt zurecht. Ich hatte manchmal den Eindruck, dass das Sozialverhalten in Neuseeland die Flora und Fauna widerspiegelt. Es gibt keine giftigen Landtiere. Es gibt keine Raubtiere, sodass die Vögel letztendlich die Flügel verloren haben, da sie sich vor nichts fürchten mussten. Und so ähnlich ist es mit dem Sozialverhalten. Konflikte werden nicht direkt angesprochen. Alles ist soft und weichgespült. Genau wie jede Entscheidung. Für jemanden, der nur dort lebt und dem das wichtig ist, ist das ein ideales Umfeld. Wir dachten, dass es auch andere Länder auf der Welt gibt und dass es besser ist, wenn die Kinder ›fliegen‹ lernen, damit sie es können, wenn sie es müssen. Dabei möchte ich betonen, dass ich das Sozialverhalten in Neuseeland nicht für schlecht halte. Es ist anders. Das ist weder besser noch schlechter. Für meine Kinder wollte ich jedoch, dass sie Selbstständigkeit als starken Wert entwickeln, und das wäre dort nur schwer möglich gewesen.

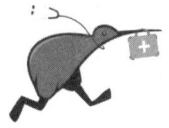

DIE FLAGGE

Seit 1902 hat Neuseeland eine Flagge, die so aussieht wie die australische Flagge, mit dem kleinen Unterschied, dass diese beim ›Southern Cross‹, dem Sternbild ›Kreuz des Südens‹, einen Stern weniger hat. Australien hat den Union Jack der Engländer in der linken oberen Ecke der Flagge. Neuseeland auch. Der Rest der Flagge ist königsblau. Bei Neuseeland auch. Sternbild Kreuz des Südens auf der Flagge. Bei Neuseeland auch – nur eben mit einem Stern weniger. Weil sich die beiden Flaggen so ähnlich sehen und weil man sich etwas unabhängiger von England darstellen wollte, gab es ein Referendum, um über eine neue Flagge abzustimmen. Die Kiwis sind die einzige Nation, die über den Wechsel ihrer Flagge abstimmen durfte. Das war 2016.

Jeder in Neuseeland durfte einen Vorschlag einsenden. Dabei kamen neben ein paar mehr oder weniger sinnvollen Vorschlägen einige seltsame heraus. Ich persönlich bevorzuge den Kiwi mit dem grünen Laser, der aus dessen Augen schießt, auf schwarzem Grund.

Von den meisten Neuseeländern, die die Flagge geändert haben wollten, wurde ein Silberfarn auf schwarzem Grund für gut befunden. Das hätte verschiedene Probleme mit sich gebracht. Erstens: Das ist das Logo der All Blacks, der neuseeländischen Rugby-Mannschaft. Der weiße Farn auf schwarzem Grund ist als Trademark geschützt. Allerdings nur das spezielle Design der All Backs, sodass ein anderer weißer Farn auf schwarzem Grund möglich gewesen wäre. Es gibt auf der Welt sonst kein Land, das eine Flagge mit schwarzem Grund hat. Das hätte Neuseeland deutlich abgehoben, vor allem von Australien und England. Zweiter kleiner Haken an der Sache: Es gibt zwar kein Land, aber diverse Gruppierungen, die eine Flagge mit weißen Zeichen auf schwarzem Grund benutzten. Unter anderem die Terrorgruppe ISIS. Man möchte meinen, dass ein Farn und arabische Schriftzeichen gut zu unterscheiden sein sollten, doch als während der Rugby-Saison 2015 in Italien die Neuseeländer die Flagge der All Blacks hissten, wurde die Polizei alarmiert, da mehrere Italiener diese Flagge mit der von ISIS verwechselten.

Von den vielen Designs, die eingereicht wurden, kamen vierzig in die engere Wahl. Die meisten hatten entweder ein Koru, einen Farn oder das Kreuz des Südens auf der Flagge. Oder eine Kombination der Symbole. Man bildete ein zehnköpfiges Komitee aus dem Bevölkerungsquerschnitt – geografische Verteilung, alle ethnischen Gruppen, Geschlechterverteilung. Das waren, wie überall sonst auf der Welt eben, Menschen, die politisch aktiv sind, keine Ahnung, aber zu allem eine Meinung haben, die sie dann gut vertreten können. Das ist der Soft Skill überhaupt. Anderes Thema. Diese Gruppe sollte vier und später fünf Vorschläge unterbreiten. Worauf man nicht achtete: Niemand im Komitee hatte Qualifikation, Erfahrung oder eine Ausbildung in Grafikdesign, Design oder Kunst im weitesten Sinne. Geschweige denn, dass jemand dabei gewesen wäre, der sich beruflich mit Flaggen beschäftigt hätte. So was gibt es, die nennt man: Vexillologen. Die Wissenschaft der Vexillogie begann 1959 und entwickelte sich aus der Wappenlehre. Wie auch immer, niemand von denen befand sich in der Kommission oder wurde gefragt oder stand zur Beratung zur Verfügung. Es gab also keine Designer, die das Komitee beraten hätten.

Das ist so, als würde man eine möglichst gerecht verteilte Gruppe von Menschen über die Zusammensetzung einer Champions-League-Fußballmannschaft entscheiden lassen. Wichtig dabei ist nur: Keiner darf Fußball spielen oder Erfahrung damit haben. Oder sich von jemandem, der darin Erfahrung hat, beraten lassen. Und so war das Ergebnis auch. Hundertwassers Neuseelandflagge repräsentiert das Land mit Koru in Grün und stilisierter weißer Wolke wunderbar. Im Flaggenreferendum war sie nicht unter den Auswahlmöglichkeiten. Ebenso wenig die Flagge der Unabhängigkeitsbewegung der Maori. Die restlichen Neuseeländer sahen das dann so, dass die Wahlmöglichkeiten eher mittelmäßig wären, und es wurde im Nachhinein viel über die Kommission diskutiert. Auf politischen Druck wurde dann eine weitere, fünfte Flagge in den Auswahlprozess mit einbezogen. Die schöne Red Park Flagge. Von einem echten Designer entworfen und meiner bescheidenen Meinung nach auch eine echte Alternative. Hat nicht gewonnen. Wie so oft stehe ich hier mit meiner Meinung mit beiden Beinen fest bei der Minderheit – 9,2 Prozent im Referendum. Bei der ersten Abstimmung konnte man aus den fünf Flaggen die Alternative wählen, die gegen die bestehende Flagge antreten sollte. Bei der folgenden zweiten Abstimmung war zwischen der bestehenden Flagge und der neuen Alternative zu wählen. Ich erspare Ihnen die Beschreibung der alternativen Flagge, da sie dann im zweiten Referendum knapp verloren hat. Letztendlich haben sie ihre alte Flagge behalten. Die Wahl war knapp, aber so behalten die Neuseeländer ihre Kolonialflagge von 1902. Das Argument für die Flagge war unter anderem, dass sie Emotionen hervorruft. Aha. Na ja. Es wurden schon wichtigere Debatten geführt. Aber immerhin sind die Neuseeländer die erste Nation überhaupt, die über einen Wechsel ihrer Flagge abstimmen durfte, auch wenn sich dann letztendlich nichts geändert hat. Außer dass die Neuseeländer jetzt offiziell abgestimmt haben, dass sie weiterhin mit den Australiern verwechselt werden möchten.

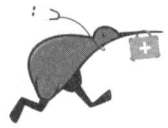

FREMD IM EIGENEN LAND

Als wir zurückkehren, ist nichts mehr so, wie es war. Für Deutsche ist so ein Hin und Her eher ungewöhnlich, wobei der Wandel auch hier immer stärker und schneller wird. So wechseln wir in Deutschland des Öfteren den Arbeitgeber. Die Berufe, die unsere Kinder einmal ergreifen werden, existieren zu Schulbeginn oder sogar zu Beginn des Studiums noch gar nicht.

Für Engländer, die im Commonwealth hin und her ziehen, gibt es sogar einen eigenen Namen: die Ping-Pong-Poms. Poms ist ein Spitzname für Engländer aus dem Zweiten Weltkrieg. Wir wären wahrscheinlich die Ping-Pong-Krauts.

Für Kinder, die vor der Pubertät den Kulturraum wechseln, gibt es auch einen eigenen Namen: ›Third Culture Kids‹. Sie erleben zwei oder mehr Kulturen und verinnerlichen ihre eigene, eben die dritte Kultur. Dabei entwickeln sie ihr eigenes Wertesystem, das eine Mischung aus den Kulturen ist, die sie geprägt haben. Das ist wissenschaftlich relativ gut untersucht. Third Culture Kids haben einige Vorteile im Leben, sie haben meist einen höheren Schulabschluss als die Daheimgebliebenen, einen besseren Job und später ein, im Durchschnitt, besseres Einkommen. Man führt das darauf zurück, dass sie lernen müssen, mit dem ständigen Wandel umzugehen, flexibel zu sein, und andere Sozialkompetenzen entwickeln, wie zum Beispiel schnell neue Beziehungen aufzubauen. Doch kein Vorteil ohne Nachteil. Sie tun sich schwerer mit langfristigen Beziehungen. Wer sich mehr für das Thema interessiert, dem kann ich das Buch *Third Culture Kids: The Experience of Growing Up Among Worlds* von David C. Pollock und Ruth E. Van Reken ans Herz legen. Beide Autoren sind absolute Experten auf dem Gebiet und beschäftigen sich mit dem Phänomen der TCK seit über zwanzig Jahren wissenschaftlich.

Ein Punkt, der immer wieder auftaucht, ist das Reentry-Phänomen bei Expats, den Menschen, die in einem anderen Land arbeiten und dann in die ›alte‹ Heimat zurückkehren. Menschen, die für Hilfsorganisationen in Dritte-Welt-Ländern arbeiteten und dann in die ›erste‹ Welt zurückkehrten, beschreiben diesen Schritt oft härter als den umgekehrten Schritt vom Luxus in ein armes Land. Es gibt eine Szene in dem Oscar-gekürten Film *Tödliches Kommando – The Hurt Locker*, in der der Bombenentschärfungsexperte nach Ende seines Einsatzes im Irak fassungslos vor einer schier unendlichen Reihe von Frühstücksflocken im heimischen US-amerikanischen Supermarkt steht. Am Schluss wirft er einfach eine beliebige Packung in den Einkaufswagen. Kurz danach beschließt er, sich wieder freiwillig zu melden, zurück in den Irak.

Neuseeland ist kein Dritte-Welt-Land. Eher ein Anderthalb- oder Zweite-Welt-Land. Wobei die Neuseeländer das selbst nicht so sehen würden.

Als Erstes beim Reentry, also bei der Rückkehr, ist mir aufgefallen, dass man in ein Land zurückkehrt, das es nicht mehr gibt. Man kehrt zurück in ein Land, das sich ebenso verändert und weiterentwickelt hat, wie man selbst, nur war man nicht dabei. Im Geiste ist für einen selbst die Zeit stehengeblieben, und man nimmt an, man käme dahin zurück, von wo man aufgebrochen ist. Doch so ist das nicht. In Neuseeland hatte ich gelernt, dass wir unseren Vorurteilen und Bildern, die die Menschen von Deutschen in der Welt haben, durchaus gerecht werden. Pünktlich, ordentlich, Zeit-fanatisch, auf höchste Qualität bedacht. Das sind die Werte und Eigenschaften, die man hört, wenn man jemanden im Ausland fragt, wie ein Deutscher denn so sei. Als ich in Deutschland lebte, habe ich mich und uns nicht so gesehen. Doch je länger ich weg war, desto mehr hatte ich den Eindruck, dass wir genau so sind. Durch den Kontrast, den man hautnah erlebt. Bei der Rückkehr stelle ich fest: So sind wir, die Deutschen – nicht. Oder zumindest nicht mehr. In meinem eigenen kleinen Glashaus stellte ich mir vor, dass hier alles beim ersten Mal funktioniert und nicht erst beim dritten oder vierten Mal. Doch inzwischen funktioniert hier auch so gut wie nichts mehr beim ersten Mal.

Woran liegt das, frage ich mich? Nicht an der Planlosigkeit der Menschen, sondern an der Hektik und immensen Arbeitsverdichtung, die ich im Krankenhaus, aber auch überall sonst sehen und fühlen kann. Alles muss nur schnell, schnell gemacht werden, sonst kommt man nicht mehr nach. Dass das im Endeffekt länger dauert, da die Qualität darunter leidet, und man vieles dann doppelt und dreifach erledigen muss, wird in Kauf genommen. Justin Kerr beschreibt das in seinem Buch *How to Be Great at Your Job*. Das ganze Buch kann man auf die Kernaussage »Be early. Be accurate« zusammenfassen. Sei schnell. Sei akkurat. Wobei akkurat zu sein wichtiger ist als schnell. Bei Menschen, die einem nicht glauben wollen, spielt es keine Rolle, wann, wo, was und wie man etwas sagt. Das sind gute Ratschläge für die Arbeit im Allgemeinen, und sie sagen auch viel über Justin Kerr aus, dem diese Dinge offenbar sehr wichtig sind.

Hier habe ich zurzeit das Gefühl, dass sich die Reihenfolge umgedreht hat. Schnell zu machen ist zurzeit wichtiger, als es richtig zu machen. So zumindest mein Eindruck. Für völlig akkurates Arbeiten ist nicht genügend Zeit. Das empfinde ich als sehr schade. Weil beides wichtige Werte im Zusammenhang mit der Arbeit sind, bleibt dann natürlich noch weniger Zeit für andere, ebenso wichtige Werte wie Menschlichkeit, Zeit zum Reflektieren und Spaß an der Arbeit. Neulich erschien ein Artikel in der *FAZ*, in dem ein deutscher Keksunternehmer interviewt wurde. Sinngemäß meinte er: »Wenn ich die Damen am Fließband [an dem sie die Kekse verpacken] noch lachen höre, dann ist noch mehr drin. Dann stelle ich das Fließband schneller.«

Besser könnte man das Leben im Krankenhaus heutzutage nicht beschreiben, nur dass es da keine Kekse sind.

Um die mentale und körperliche Balance zu halten, reduziere ich auf Teilzeit und gründe mit meiner Frau eine Firma, bei der ich das Gelernte aus meinem Fellowship für Simulation und meiner Ausbildung zum Kommunikationstrainer hier in Deutschland weitergebe.

Sicher, eine Firma zu gründen ist natürlich genau das Richtige, um weniger zu arbeiten, werden sich manche denken, doch darum geht es nicht. Nach jetzt zwanzig Jahren Nachtdienst kann ich sicher gut viel und schnell arbeiten. Es geht mir darum, mein Wissen selbstbestimmt weiterzugeben. Menschen dabei zu helfen, wie sie das Fließband in ihrem Kopf langsamer stellen und mit guten Beziehungen untereinander sichere und gute Arbeit leisten können. Im Zuge dessen habe ich in einer Arbeitsgruppe das – Achtung, jetzt kommt ein Superwort – longitudinale Kommunikationscurriculum für den Nationalen Lernzielkatalog in der Medizin mitentwickelt. Seit 2016 wird Kommunikation in allen Fakultäten der Universitäten in Deutschland nicht mehr nur in zwei Wochen unterrichtet. Über zwei Jahre hinweg wird den Medizinstudenten immer wieder Kommunikation im klinischen Setting, das heißt am Patienten oder Schauspielpatienten beigebracht. Das müssen Sie sich auf der Zunge zergehen lassen. Bis dahin kam Kommunikation so gut wie nicht in der Ausbildung zum Arzt vor. Man hatte fast ›nur‹ fachliches Training. Klar gibt es Ärzte, die besonders gut mit Menschen umgehen können. Systematisch gelernt im Studium haben sie das nicht. Bei anderen ist das, sagen wir mal vorsichtig: nicht in die Wiege gelegt. Die meisten, die schon mal bei einem Arzt oder im Krankenhaus waren, können das nachvollziehen. Dass Menschen reibungsfreier und stressfreier und sicherer im Krankenhaus zusammenarbeiten können, daran arbeite ich. Es ist mir eine große Freude zu sehen, wie viel angenehmer und sicherer das Arbeiten dadurch wird.

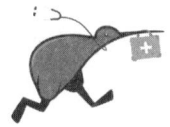

GEHE LANGSAM, WENN DU ES EILIG HAST

Deutschland wird in der Welt oft gleichgesetzt mit Effizienz und Effektivität. Wer beispielsweise die Behörden am eigenen Leib hat arbeiten sehen, weiß, dass das nicht der Wahrheit entspricht. Es ist abstrus, zu glauben, wir wären eine effiziente und effektive Nation. So dachte ich jedenfalls, bevor ich nach Neuseeland kam. Dort erkannte ich, warum wir diesen Ruf haben. Weil wir in vielen Dingen tatsächlich effizienter und effektiver sind als andere Länder. Sicher war ich mir da am Anfang nicht. I better double check!

Doch nach ein paar Jahren wünschte ich mir zumindest hin und wieder etwas, was beim ersten Mal funktioniert. Ich hatte das Hin und Her satt, dieser und jener musste noch gefragt werden. Ich wünschte mir eine rasche Entscheidung, die dann auch zügig umgesetzt werden konnte. Und dass sich am Ende herausstellte, dass genau das das richtige Vorgehen war.

Als wir nach mehreren Jahren wieder nach Deutschland zurückkehrten, waren wir fremd. Fremd, weil das nicht das Land war, das wir verlassen hatten. Wir fragten uns, ob es an der getrübten Erinnerung lag. Ob wir die Effektivität und Effizienz nur geträumt hatten und schon immer alles so gelaufen war, wie es jetzt lief: Nichts klappte mehr beim ersten Mal. Egal wo. Behörde oder Krankenhaus oder Bäckereibestellung. Dass etwas auf Anhieb richtig funktionierte, war plötzlich, so erschien es uns zumindest, die Ausnahme und nicht die Regel. Da hätten wir ja gleich in Neuseeland bleiben können, scherzten wir, wenn es wieder ein Problem gab. Mit dem Ummelden, der Krankenversicherung oder der Stundenabrechnung im Krankenhaus. Fast jede Abrechnung enthielt Fehler. Das kannte ich so nicht. Ich fragte mich, woran das lag.

Was mir sofort auffiel, war die extreme Arbeitsverdichtung, die noch mal zugenommen hatte. Das Krankenhaus, in dem ich wieder arbeitete, war inzwischen das zweite Mal privatisiert worden, doch das allein reichte nicht aus, um das zu erklären. Kollegen aus den Universitäten und den wenigen verbliebenen kommunalen Krankenhäusern berichteten mir von akutem Personalmangel.

Ohne Übertreibung kann ich sagen, dass wir das OP-Programm, für das wir in Neuseeland einen Tag brauchten, hier am Vormittag machen und dann das Gleiche nochmal hinten dran. Konkret: Anstatt drei Gallenblasenoperationen an einem Tag und Saal, sechs.

Anstatt einer OP an der Halsschlagader und einem Gefäßbypass am Bein, jeweils zwei davon und dann noch eine kleine OP. Egal welche Fachrichtung, wir machen hier genau das Doppelte pro Tag wie in Neuseeland.

Bei einer Tagung, an der ich teilnahm, sprach der CEO von Quirónsalud, einem spanischen privaten Krankenhausbetreiber. Ich fragte mich, was er uns so erzählen wollte. Ich saß geistig auf dem hohen Ross und konnte mir nicht vorstellen, dass es aus einem heißen Mittelmeerland medizinisch viel zu lernen gab. Wie so oft, saß ich meinen eigenen Vorurteilen auf.

Er sagte: »Für mich sind Effizienz und Effektivität zwei Seiten derselben Medaille. Wenn man etwas beim ersten Mal gleich richtig macht, dann gibt es weniger Fälle, bei denen man nachbessern oder es wiederholen muss. Es ist auch effizienter.«

Ich war baff. Wie Schuppen fiel es mir von den Augen. Durch die immense Arbeitsverdichtung wurde bei uns alles nur noch schnell, schnell gemacht. Deshalb gab es so viele Fehler. Wir waren einfach nur noch schneller, und nicht besser geworden. Im Gegenteil. Wir waren nur noch schnell und dadurch fielen wir, was die Qualität angeht, zurück. *Und das muss ich mir jetzt von einem Südeuropäer sagen lassen?*, dachte ich mir. Ja, ich weiß, schlimme Vorurteile. Offensichtlich ja, denn in deren Krankenhäusern haben sie zum Ziel, dass kein Patient während des gesamten Aufenthalts länger als 15 Minuten auf irgendeine Untersuchung warten muss. Wer schon mal als ›Gast‹ in einem deutschen Krankenhaus war, für den hört sich das an, wie der Bericht über die Mondlandung für einen Menschen aus dem 18. Jahrhundert. Nach Fantasy und Science Fiction. Sie waren nicht nur effektiv, sondern dadurch wesentlich schneller als wir. Dabei kommt dort die Menschlichkeit nicht zu kurz. Sie gehen davon aus, dass jeder Mitarbeiter in einem Arbeitsleben mal Patient im eigenen Haus wird, und sie möchten, dass die Patienten so behandelt werden, als seien sie Familienmitglieder. Guck an. Da wären wir wieder in Neuseeland.

Wie geht es mir damit? Was hat sich für mich geändert, wie habe ich mich verändert? Beruflich engagiere ich mich und setze mich verstärkt für Patientensicherheit ein. Sei es bei der überfakultären Entwicklung des Kommunikationscurriculums für die Medizinstudenten, beim Aufbau von Simulationszentren, beim Aktionsbündnis Patientensicherheit e. V. und weiteren nationalen Projekten für Patientensicherheit. Außerdem mit meiner Firma, die Kommunikations- und Führungskräfte-Trainings anbietet. Weiterhin arbeite ich noch klinisch, eine halbe

Stelle im Krankenhaus. Und ich bin, obwohl wir viel hektischer arbeiten als in Neuseeland, viel entspannter. Auch wenn sich das aus meinem Munde möglicherweise komisch anhört: Für mich steht jetzt viel mehr der Mensch im Mittelpunkt. Bei meiner Arbeit als Arzt. Dass das selbstverständlich sein sollte, ist mit klar. Jedoch war das bei mir nicht immer so, und das ist mir erst durch meinen Aufenthalt in Neuseeland richtig bewusst geworden. Vermisse ich Neuseeland? Jeden Tag. Wir waren in den Sommerferien wieder dort, und als wir beim Landeanflug auf Wellington Island Bay und dann Lyall Bay sehen konnten, breitete sich ein seltsames, warmes und schönes Gefühl aus – als kämen wir nach Hause. Meine Tochter sah aus dem Fenster und fasste es perfekt in Worte: »Das ist unsere Heimat, wir wohnen nur nicht hier.«

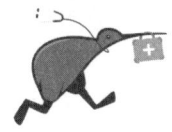

INHALTSVERZEICHNIS

Ein unterhaltsamer Reiseknigge für den südpazifischen Inselstaat

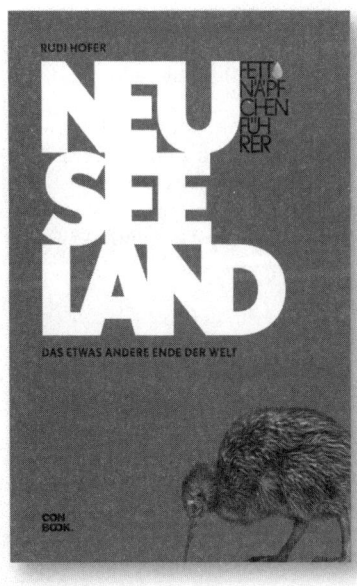

Rudi Hofer
Fettnäpfchenführer Neuseeland
Das etwas andere Ende der Welt

📖 ISBN 978-3-95889-180-7
📱 ISBN 978-3-95889-282-8

Neuseeland ist für viele der Inbegriff von Fernweh. Auch Peter Obland träumt von einer Auszeit im »Land der langen weißen Wolke«, als er eines Nachts von einem Anruf geweckt wird. Sein neuseeländischer Freund ist in der Leitung und schlägt ihm vor, endlich seinen Traum wahrzumachen. Ohne lange zu überlegen, springt Peter ins Abenteuer Neuseeland.

Ob er ebenso abenteuerlustig gewesen wäre, wenn er geahnt hätte, dass Neuseeland bei der Zahl der Lebensmittelvergiftungen weltweit ganz vorne mitmischt? Auch hätte er gerne vorher gewusst, dass man sich über weiche Pasta ebenso wenig wundern darf wie über feuchte Häuser und trockene Wassertanks. Schlittern Sie gemeinsam mit Peter durch tropfende Felslöcher und bunte Bedürfnisanstalten – und entdecken Sie ein zauberhaftes Land mit liebenswerten Menschen.

3.500 Kilometer auf dem Rad durch Neuseeland

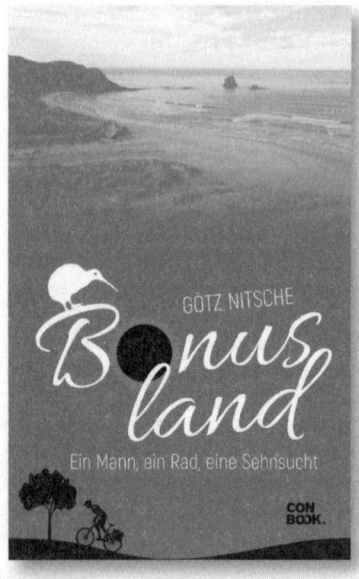

»Eine spannend erzählte Reisegeschichte über das Erwachsenwerden.«
(MY BIKE – Mein Fahrradmagazin)

Als für Götz der Ernst des Lebens und eine Karriere als Ingenieur beginnen soll, wird ihm alles zu eng. Kurzerhand nimmt er Reißaus und fliegt ans andere Ende der Welt, um das Land der Kiwis per Pedale zu erkunden.

Götz radelt durch Regenwälder, über rollende Hügel und zu den Kratern der Vulkane. Er trinkt aus Flüssen, wäscht sich in Seen und schläft unter Brücken. Erst knapp vor dem Ziel erkennt Götz, dass er aufhören muss, vor sich selbst davonzuradeln, und begreift die wahre Bedeutung seiner Reise. Er findet sein ganz persönliches Bonusland.

Götz Nitsche
Bonusland
Ein Mann, ein Rad, eine Sehnsucht

ISBN 978-3-95889-197-5
ISBN 978-3-95889-212-5

Mut zur Lücke – der geilsten Lücke im Lebenslauf!

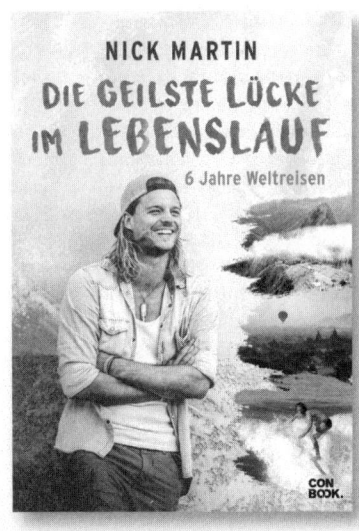

Nick Martin
Die geilste Lücke im Lebenslauf
6 Jahre Weltreisen

📖 ISBN 978-3-95889-249-1
📱 ISBN 978-3-95889-273-6

»Mit Herz und Humor nimmt uns Nick mit auf seine Abenteuer – sein Buch ist eine Pflichtlektüre für Weltendecker!«
(STA Travel)

Er wurde angeschossen und ausgeraubt, durchsegelte einen Hurrikan auf dem Pazifik, war als Schmuggler unterwegs, wurde verhaftet und verdiente ein paar Dollar als Stripper in Las Vegas – Nick Martin hat in sechs Jahren knapp 60 Länder auf fünf Kontinenten bereist und damit mehr fürs Leben gelernt als mit jeder noch so steilen Karriere.

Aus all diesen Erfahrungen hat Nick ein besonderes Werk erschaffen: Gemeinsam mit der Berliner Autorin Anita Vetter hält er sein Leben in einem erzählerischen Bildband fest.

CON BOOK.

Der ultimative Atlas gegen Heimweh

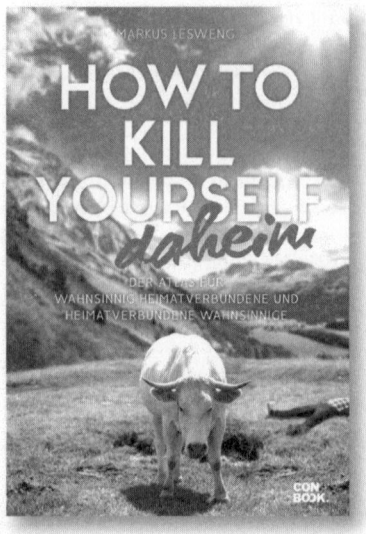

Deutschland, Österreich und die Schweiz – drei hochgradig unterbewertete Reiseländer, die jede Menge bieten können. Spektakuläre Vulkane, verlassene Testgebiete für nukleare Sprengkörper und haufenweise Giftspinnen gehören jedoch nicht dazu. Heißt das, man muss bei Ausflügen vor der eigenen Haustür auf den Nervenkitzel verzichten? Mitnichten.

Dieser Atlas nimmt Sie mit auf eine aufregende Reise quer durch die drei Länder und ihre risikoreichsten Orte. Zwischen Nordsee und Hochalpen finden sich nicht nur bekannte, aber gefährlich unterschätzte Sehenswürdigkeiten, sondern auch bergeweise Überraschungen.

Markus Lesweng
How to Kill Yourself daheim
Der Atlas für wahnsinnig Heimatverbundene
und heimatverbundene Wahnsinnige

ISBN 978-3-95889-303-0
ISBN 978-3-95889-329-0

Vom Autor von »How to Kill Yourself Abroad«, dem Atlas für die gefährlichsten Reiseziele weltweit

CON
BOOK.